AF555263

DE LA LITHOTRITIE

CONSIDÉRÉE

AU POINT DE VUE DE SON APPLICATION.

Te 97
223
A

PARIS. — IMPRIMERIE FÉLIX MALTESTE ET Cie,
rue des Deux-Portes-St-Sauveur, 22.

DE LA

LITHOTRITIE

CONSIDÉRÉE

AU POINT DE VUE DE SON APPLICATION

PAR P.-S. SÉGALAS,

Membre de l'Académie impériale de médecine.

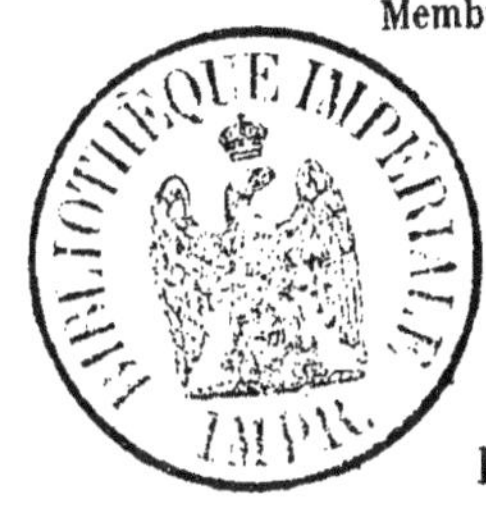

DEUXIÈME ÉDITION.

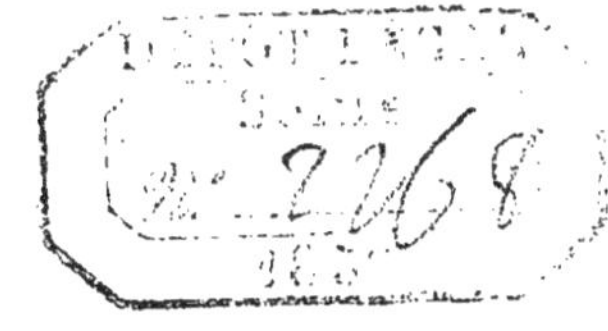

A PARIS,

CHEZ J.-B. BAILLIÈRE,

LIBRAIRE DE L'ACADÉMIE IMPÉRIALE DE MÉDECINE,

RUE HAUTEFEUILLE, 19.

Londres, H. BAILLIÈRE, 219, REGENT-STREET,

New-York, H. BAILLIÈRE, 290, BROADWAY,

MADRID, C. BAILLY-BAILLIÈRE, CALLE DEL PRINCIPE, 11.

1856

L'auteur et l'éditeur se réservent le droit de traduction.

Ce travail, publié d'abord dans l'*Union médicale*, en une série d'articles, puis tiré à part, sous forme de brochure, a reçu des praticiens un accueil qui m'enhardit à le reproduire.

J'y fais quelques additions dans le but de le compléter, et d'offrir aux jeunes chirurgiens une sorte de manuel clinique de lithotritie.

DE LA LITHOTRITIE

CONSIDÉRÉE

AU POINT DE VUE DE SON APPLICATION.

Amené par un concours de circonstances peu communes à faire un très grand nombre d'opérations de lithotritie, j'ai dû étudier la nouvelle méthode de traiter la pierre dans des conditions bien diverses. Je pense être utile aux hommes de ma profession qui n'ont pas eu le même avantage, en leur faisant connaître ce que j'ai vu, observé, pratiqué, et en leur exposant les principes qui m'ont été dictés par une longue expérience, d'un côté, relativement aux manœuvres chirurgicales à employer contre les calculs vésicaux ; de l'autre, pour la conduite médicale à tenir avant, pendant et après l'emploi des instruments.

Je dirai d'abord quelques mots sur les pierres de la vessie, sur leurs causes et leurs effets. Je serai court ; j'ai traité ailleurs ce sujet avec les développements qu'il mérite (1).

(1) *Essai sur la gravelle et la pierre*, considérées sous le rapport de leurs causes, de leurs effets et de leurs divers modes de traitement ; 2e édition, 1839, 1 vol. in-8o avec un atlas de 8 planches in-folio.

I.

DES CONDITIONS PHYSIQUES ET CHIMIQUES DES PIERRES DE LA VESSIE.

Les pierres de la vessie sont de nature très diverse ; mais, pour le chirurgien, elles peuvent être rangées en cinq groupes : 1° Les pierres d'oxalate de chaux ; 2° les pierres d'acide urique ; 3° les pierres phosphatiques ; 4° les pierres d'oxyde cystique ; 5° les pierres composées, qui contiennent deux, trois, quatre de ces principes ou d'autres principes, en couches successives et d'épaisseur variable.

Les pierres d'oxalate de chaux sont, en général, d'une couleur fauve ou noirâtre, de forme arrondie, à surface mamelonnée et quelquefois hérissée de pointes. Elles sont dures et difficiles à écraser ; mais elles cèdent au marteau, et ce ne sont pas les moins commodes à briser.

Les pierres d'acide urique sont jaunes ou jaunâtres, souvent ovalaires, à surface généralement lisse, quelquefois légèrement mamelonnée, et plus ou moins dures, selon leur volume et leur ancienneté. Elles peuvent résister à la pression ; mais elles cèdent à la percussion répétée, surtout quand celle-ci est aidée par une pression méthodique.

Les pierres phosphatiques sont de couleur grise ou blanchâtre, de forme très variée, et quelquefois amorphes ; elles offrent, en général, une surface irrégulière, raboteuse. La plupart d'entre elles cèdent à la simple pression ; toutes sont facilement brisées par l'association de la pression et de la percussion.

Les pierres d'oxyde cystique sont ordinairement d'un blanc de perle, ovoïdes et à surface lisse. Elles peuvent céder à la pression ; mais elles se divisent mieux sous l'influence de la pression et de la percussion combinées.

Les pierres composées ont une couleur qui diffère selon la nature de la couche extérieure, et tiennent, tant pour leur forme que pour leur résistance, des caractères de leurs principes constituants ; mais, en général, elles sont faciles à briser par la pression ou la percussion, et surtout par les deux actions réunies.

Les pierres d'oxalate de chaux croissent lentement, et sont rarement très volumineuses. Toutefois, j'en ai brisé une qui avait 27 lignes de diamètre, à la vérité chez un malade de 32 ans, qui en faisait remonter l'origine jusqu'à sa première enfance. Il ne se rappelait pas d'avoir jamais uriné sans souffrir.

Les pierres d'acide urique semblent croître plus vite ; elles offrent une extrême diversité de volume : il y en a qui sont très petites et d'autres qui présentent jusqu'à trois et même quatre pouces de diamètre.

Il en est de même de celles de phosphates : elles peuvent être très volumineuses ; elles grossissent d'ailleurs très rapidement.

Quant aux calculs d'oxyde cystique, je n'en ai rencontré que de petite et moyenne grosseurs.

Les pierres composées ont assez souvent un fort volume, et sont presque toujours de date ancienne.

Le nombre des pierres varie : celles d'oxalate de chaux doivent être rarement multiples ; car j'ai brisé beaucoup de pierres de cette nature, et je n'en ai jamais rencontré qu'une seule chez un même malade. Il n'en est pas ainsi des pierres d'acide urique ; elles sont souvent multiples et parfois très nombreuses. J'en ai trouvé par centaines dans certaines vessies. En ce cas, elles sont généralement peu volumineuses ; quelquefois, une ou plusieurs d'entre elles sont plus ou moins grosses, et les autres vont en décroissant de volume, au point de ne plus offrir que la grosseur d'un pois, de ne plus constituer que des graviers.

Cela se conçoit : les noyaux de ces pierres se forment dans les reins ; ils descendent successivement dans la vessie, s'y couvrent peu à peu de couches additionnelles, et acquièrent un volume en rapport avec la durée du temps depuis lequel ils y séjournent.

Les pierres multiples de cette nature offrent souvent des *facettes*, des traces évidentes du contact prolongé d'autres pierres. C'est là une donnée qui peut devenir importante dans le cours du traitement par la lithotritie, alors que l'application des instruments a laissé incomplet le diagnostic relatif au nombre des calculs, que l'on a cru, par exemple, n'avoir affaire qu'à un seul corps étranger.

La plupart des pierres phosphatiques que j'ai observées étaient seules ; j'en ai trouvé quelques-unes qui étaient multiples ; mais c'est là évidemment une exception. Les pierres phosphatiques commencent à se former le plus souvent dans la vessie elle-même, sous l'influence d'une affection catarrhale de cet organe ; la matière animale qui lie ici les précipités salins doit tendre à les unir au premier noyau, à leur faire faire la boule de neige. Les pierres multiples de cette nature que j'ai remarquées étaient dans des vessies à colonnes, logées parfois dans des sinus.

Les pierres d'oxyde cystique que j'ai rencontrées étaient uniques.

Pour les pierres composées, il est dans l'ordre qu'elles soient uniques ou multiples, suivant la nature du noyau central, suivant que l'affection calculeuse aura commencé par une concrétion d'oxalate de chaux ou d'acide urique, d'oxyde cystique ou de sels phosphatiques.

Ces différentes pierres peuvent exister à tous les âges et dans les deux sexes; mais d'abord elles se montrent bien moins souvent chez la femme que chez l'homme, et ensuite les pierres d'oxalate de chaux se remarquent surtout chez les enfants, et celles d'acide urique chez les vieillards.

Chacune des pierres que nous venons d'indiquer peut être reconnue presque toujours à ses conditions physiques; cependant, pour en bien préciser la nature, il est parfois nécessaire, et toujours prudent, de recourir à l'analyse chimique.

Il n'est pas très rare de trouver, dans la vessie, des pierres fragmentées naturellement. Ce sont surtout les pierres d'acide urique qui se montrent sujettes à cette division spontanée.

II.

DES CAUSES DES PIERRES DE LA VESSIE.

Une demande que les gens du monde m'ont faite bien souvent est celle-ci : Qu'est-ce qui donne la pierre? C'est là une question bien naturelle assurément ; et, si les causes de la pierre étaient parfaitement connues, on pourrait, en les éloignant, éviter cette maladie, sinon toujours, du moins le plus souvent. Malheureusement, il en est de cette affection comme de tant d'autres; elle arrive fréquemment sans qu'on sache le pourquoi. Néanmoins, il est bon nombre de cas où il est possible et même facile de saisir les conditions qui ont amené la pierre. Nous allons essayer de les indiquer.

Constatons d'abord un fait : c'est que quelques-uns des principes qui constituent la pierre sont notablement solubles dans l'eau, et que tous ces principes sans exception peuvent être entraînés en suspension dans ce fluide ; et concluons qu'un premier moyen de prévenir la pierre, c'est de faire passer beaucoup d'eau par les voies urinaires, soit en buvant habituellement une grande quantité d'un liquide diurétique, tel que l'eau fraîche, la bière, le cidre, l'eau de Seltz, l'eau de chiendent, le vin très étendu d'eau; soit en prenant des bains prolongés dans de l'eau à une température douce; soit enfin en faisant entrer dans le corps, par la voie du rectum et en abondance, de l'eau ordinaire, de l'eau de pariétaire, de l'eau de graine de lin, ou toute autre eau reconnue comme propre à provoquer les urines.

Un second fait facile à concevoir, c'est que la stase de l'urine dans les calices, les bassinets, les uretères ou la vessie doit favoriser le dépôt de ses éléments concrescibles, et dès lors venir en aide aux causes immédiates de l'affection calculeuse. Aussi existe-t-il de nombreux exemples de gravelle et même de pierre survenues pendant le repos absolu commandé par une fracture des membres inférieurs, ou sous l'influence prolongée d'une évacuation incomplète des urines. De là la nécessité de recommander un exercice quotidien à toute personne menacée d'affection calculeuse, d'entretenir avec soin le libre cours des urines, et de le rétablir promptement, quand il est interrompu, en même temps qu'on s'attache à étendre celles-ci, en faisant entrer beaucoup d'eau dans le sang.

L'urètre est-il obstrué par des rétrécissements? il faut se hâter de les faire disparaître par des moyens appropriés. Le canal étant libre ou rendu libre, la sortie naturelle des urines se fait-elle mal ? La vessie ne se vide-t-elle pas complètement à chaque excrétion ? il ne faut pas hésiter à recourir aux moyens artificiels pour la vider une ou plusieurs fois par jour, tout en s'occupant de lui rendre, s'il est possible, ses fonctions normales. Dans l'hypothèse où les urines seraient troubles, charrieraient du sable, du mucus, du pus ou du muco-pus, il serait convenable de profiter de la présence de la sonde dans leur réservoir pour laver celui-ci à grande eau, en prenant pour cela de l'eau ordinaire, à une température voisine de celle du sang. Cette indication serait surtout importante dans le cas où l'on aurait reconnu que la vessie est à colonnes, qu'il existe dans ses parois des lacunes, des sinus, des loges (1).

Voilà les principales causes des pierres de la vessie considérées en général ; viennent ensuite des causes particulières à chaque nature de pierre. Ainsi, une alimentation où l'oseille abonde est évidemment propre à favoriser la formation de l'oxalate de chaux dans l'urine, et, par conséquent, à conserver ce sel dans les voies urinaires. Au contraire, un régime où les substances animales dominent, ou du moins se

(1) *Traité des rétentions d'urine et des maladies qu'elles produisent*, 1828.

trouvent en grande quantité, dispose à la formation de concrétions d'acide urique, en portant dans l'économie, en proportion trop forte, l'élément principal de cette nature de pierre, l'azote.

Pour les phosphates, qui, comme l'acide urique, existent dans l'urine à l'état normal, ils tendent à se précipiter sitôt que celle-ci cesse d'être acide, et, comme l'inflammation de la membrane muqueuse des voies urinaires, surtout dans la vessie, a pour effet de provoquer une sécrétion plus ou moins copieuse de mucus et même de muco-pus, que ces produits, quand ils ne sont pas éliminés promptement, se décomposent et donnent lieu à une production d'ammoniaque, toute inflammation catarrhale des voies urinaires, notamment de la vessie, peut, si elle se prolonge, devenir cause de la formation d'un calcul phosphatique. De là vient que tout corps solide (bougie, sonde, fragment de pipe, aiguille, étui, passe-lacet, épingle à cheveux, fève, haricot) introduit dans la vessie et y séjournant un certain temps, s'y couvre d'une couche phosphatique, et devient noyau d'une pierre qui croît plus ou moins rapidement, selon le degré d'irritation produite.

Il serait difficile, sans s'exposer à l'erreur, d'assigner une cause spéciale aux calculs d'oxyde cystique, à part, peut-être, celle qui émane de l'hérédité. On remarque, en effet, que cette nature de pierre se montre assez souvent chez plusieurs membres d'une même famille.

Cette dernière observation s'étend aux calculs d'acide urique. Il est des familles qui y sont évidemment plus prédisposées que d'autres; et, chose curieuse, c'est que, dans une même ligne de parenté, la pierre ou la gravelle d'acide urique succède fréquemment à la goutte, et que celle-ci, à son tour, succède à l'affection calculeuse. De telle sorte qu'assez souvent un père calculeux a un fils goutteux, et qu'à la génération suivante, le médecin se trouve avoir affaire non plus à la goutte, mais bien à la gravelle ou à la pierre. Ce fait s'explique assez facilement par cet autre fait, non douteux pour moi, que la goutte, comme la gravelle ou la pierre dont il s'agit, reconnaît pour cause immédiate la surabondance de l'acide urique.

Quant aux calculs composés, ils sont dus évidemment à l'action successive des causes particulières à chaque nature de pierre. Ainsi, par exemple, un enfant mal nourri est atteint d'une pierre d'oxalate de chaux ; on change son régime, on le met à une nourriture très animalisée : la pierre se couvre d'une couche plus ou moins épaisse d'acide urique. Voilà une première pierre composée. Plus tôt ou plus tard, elle provoque une inflammation catarrhale de la vessie, ou bien cette inflammation arrive par une autre cause, les urines deviennent ammoniacales, les phosphates se précipitent en quantité plus ou moins grande : le corps étranger, le mucus y aidant, se couvre bientôt d'une couche de sels phosphatiques.

De même un vieillard, sous l'influence de l'âge et d'un régime trop substantiel, est atteint d'une gravelle d'acide urique; il consulte un médecin qui lui conseille un régime végétal; il use de ce régime à l'excès, il y fait entrer l'oseille en grande quantité : un des graviers d'acide urique, descendu ou resté dans la vessie, se couvre d'une couche d'oxalate de chaux. Puis, sous l'influence de l'irritation que cette pierre à deux principes produit dans la vessie, il se développe un catarrhe vésical : ce catarrhe a pour conséquence l'addition d'un troisième principe phosphatique, à l'extérieur de la pierre. Le catarrhe est combattu par des moyens appropriés, il disparaît; les urines deviennent acides : comme naturellement l'acide urique surabonde dans un âge avancé, une quatrième couche, formée par cet acide, s'ajoute à la pierre. Celle-ci va croissant ainsi jusqu'à ce qu'elle soit extraite d'une manière quelconque, ou bien que la mort arrive, provoquée ou au moins accélérée par les désordres auxquels donne lieu le corps étranger.

III.

DES EFFETS DES PIERRES DE LA VESSIE.

Un premier effet de la présence d'une ou plusieurs pierres dans la vessie, c'est de provoquer dans le gland, vers l'entrée de l'urètre, une sensation particulière de chatouillement, de picotement ou même de douleur, sensation que l'on éprouve quelquefois pendant qu'on urine, et le plus souvent lorsqu'on achève d'uriner. D'autres fois, cette sensation est perçue à un degré plus ou moins fort pendant un exercice du corps, et alors elle est bientôt accompagnée du sentiment qui nous avertit du besoin d'uriner, ou même se confond avec lui, en augmente l'intensité.

C'est là un symptôme fréquent des pierres de la vessie; mais il n'est pas constant, et, ce qu'il importe fort de noter, il est loin d'établir d'une manière positive la présence de la pierre dans cet organe : une irritation quelconque de la membrane muqueuse de l'appareil urinaire, notamment près du col de la vessie, et surtout l'existence d'une pierre, d'un gravier ou même d'une certaine quantité de sable dans la partie supérieure des voies urinaires, dans les reins, les calices, les bassinets, les uretères, peuvent provoquer une sensation analogue, quoique en général moins prononcée.

Un second effet des pierres de la vessie, mais un effet moins fréquent que celui dont nous venons de parler, est la sortie par l'urètre, de temps à autre, d'une certaine quantité de sang mêlé aux urines, et donnant à celles-ci une couleur d'un brun noir plus ou moins foncé. Cet effet se remarque ordinairement à la suite d'un exercice plus ou moins violent, plus ou moins prolongé, à pied, à cheval, en voiture, et cesse de se montrer sitôt que le malade garde le repos pendant quelques heures. Cette double circonstance, de l'exercice qui le provoque et du repos qui le suspend, distingue le symptôme dont il s'agit des pertes de sang qui ont lieu par simple exhalation dans les voies urinaires, et de celles bien plus fréquentes, qui sont la conséquence d'un fungus ou d'une affection cancéreuse. Ces dernières hématuries sont assez souvent excitées par l'exercice ; mais elles se montrent aussi pendant le repos, et résistent bien plus longtemps à son influence.

Il est bien rare d'observer la réunion de ces deux symptômes, de l'hématurie, avec les conditions que nous venons de lui assigner, et de la sensation urétrale telle que nous l'avons indiquée plus haut, sans qu'il y ait un corps étranger dans la vessie ou les parties supérieures des voies urinaires, et fort heureusement c'est presque toujours dans la vessie qu'il se trouve.

Un troisième effet de la pierre, facile à concevoir et que l'on observe surtout quand celle-ci est encore petite et mobile, c'est que l'excrétion des urines s'arrête parfois brusquement, et se rétablit ensuite sous l'influence de quelques instants de repos ou d'un léger déplacement du corps. Cet effet, qui est dû évidemment à ce que la pierre vient obstruer l'orifice intérieur de l'urètre et s'en éloigne ensuite, se remarque rarement quand la pierre a acquis un certain volume, et surtout un certain poids, probablement parce que, dans ce cas, elle reste appliquée sur le bas-fond de la vessie.

Un autre effet de la présence d'une pierre dans la vessie, c'est l'irritation de la membrane muqueuse de cet organe, et, par suite, une augmentation notable de la sécrétion confiée à cette membrane, de telle sorte que les urines, louches ou même fort troubles en sortant, laissent déposer, au fond du vase qui les reçoit, une quantité plus ou moins grande de mucus, et quelquefois de muco-pus.

On comprend quels peuvent être les inconvénients

de cette irritation catarrhale de la vessie, et comment, en augmentant d'intensité et s'étendant le long des uretères jusqu'aux reins, elle peut donner lieu à la fièvre et à de graves désordres dans différentes fonctions de l'économie.

Un effet des pierres de la vessie, effet qui se manifeste surtout quand la pierre a déjà produit une irritation plus ou moins forte de la membrane muqueuse de cet organe, c'est la fréquence du besoin d'uriner. Elle peut être portée, cette fréqnence, au point d'obliger le malade à uriner toutes les demi-heures, tous les quarts-d'heure, toutes les cinq minutes, et même, pour ainsi dire, d'une manière continue. Il y a, dans ce cas, une véritable incontinence d'urine. Celle-ci a lieu ordinairement avec de violents et douloureux efforts d'excrétion, lesquels sont très souvent accompagnés d'évacuations alvines involontaires.

J'ai observé une fois une incontinence d'urine provoquée par la pierre et parfaitement indolente. C'était chez un vieillard de 77 ans, qui, sous l'influence de cette perte continuelle de l'urine, se trouvait atteint d'une affection cutanée de la partie supérieure et interne des cuisses, et avait, en conséquence, réclamé les soins de mon honorable confrère, M. le docteur Alphée Cazenave. Cet habile praticien eut bientôt reconnu que la cause de l'affection cutanée était dans la vessie, et voulut bien m'adjoindre à lui pour y remédier. Je reconnus, à mon tour, par l'exploration de la vessie, que l'incontinence d'urine, quoique sans douleur, était causée par la présence d'une énorme pierre dans cet organe. Nous procédâmes à la taille hypogastrique ; je retirai une pierre pesant sept onces trois gros (223 grammes). Elle remplissait à elle seule la vessie, et ne laissait pas de place pour l'urine, qui, par suite, s'échappait par l'urètre, au fur et à mesure qu'elle arrivait par les uretères.

Il y a des malades qui, après avoir uriné avec plus ou moins de douleur, éprouvent le besoin de tirailler la verge, de l'étendre fortement par des tractions répétées, comme si cette manœuvre éloignait le col de la vessie du corps étranger, et par là contribuait à diminuer les souffrances produites par son contact. Chez les enfants, cet effet a lieu presque toujours, et presque toujours aussi la verge semble en avoir acquis une augmentation de volume.

Ces différents effets de la pierre, qui constituent les symptômes de l'affection connue sous ce nom, se montrent rarement dans leur ensemble ; mais, le plus souvent, on en observe plusieurs à la fois ; et, dans tous les cas, l'apparition de l'un d'eux, ou même le simple soupçon de son existence, doit réveiller l'attention du praticien, et lui faire se demander s'il n'y a pas lieu de procéder immédiatement à l'exploration de la vessie.

Il ne faut jamais perdre de vue qu'ils tendent sans cesse à s'aggraver, et que la maladie qui en est la cause est d'autant plus facile à combattre qu'elle est plus tôt attaquée.

IV.

DE L'EXPLORATION DE LA VESSIE, DANS LE BUT DE S'ASSURER S'IL Y EXISTE UNE PIERRE, ET S'IL Y A LIEU DE PROCÉDER A LA LITHOTRITIE.

Sitôt qu'un ou plusieurs symptômes font soupconner l'existence d'une pierre dans la vessie, il faut se hâter de procéder à l'examen de cet organe, quand surtout il résulte des renseignements fournis par le malade qu'il est fils ou petit-fils d'un calculeux ou d'un goutteux, qu'il a fait longtemps du sable avec les urines, qu'il a rendu un ou plusieurs graviers, qu'il a eu des douleurs dans la région des reins et sur le trajet des uretères.

Pour cet examen, je prends une sonde métallique de moyen diamètre et à bec très court, et, après avoir eu le soin de faire coucher le malade de manière que son bassin, soutenu par un carreau ou mieux par une couverture disposée en rouleau, soit de dix à quinze centimètres plus élevé que les épaules, j'introduis l'instrument dans la vessie, autant que possible dans un moment où elle contient une certaine quantité d'urine. Le plus souvent, en pareil cas, dans la position et les conditions que je viens d'indiquer, le corps étranger se portant, en vertu de son poids, vers le point le plus déclive, se trouve dans la direction de l'urètre, et il est touché dès l'entrée de l'instrument dans le réservoir. Quelquefois, ce n'est qu'après quelques recherches et à l'aide de mouvements latéraux de la sonde qu'on parvient à le sentir. D'autres fois, si surtout il est peu volumineux, on ne constate sa présence qu'en tournant le bec de l'instrument en bas, vers le sacrum, et en le remuant doucement derrière la prostate, pendant qu'on laisse écouler l'urine. Il est des cas où la vessie étant à colonnes et présentant des sinus plus ou moins profonds, on est obligé, sous peine de laisser échapper le corps étranger, de multiplier les recherches avec le plus grand soin, et de passer pour ainsi dire en revue chacun des points des parois tant supérieure qu'inférieure et latérales.

C'est, je n'en doute point, pour n'avoir pas bien placé le malade, pour avoir pris une sonde impropre à tourner sur son axe, ou négligé l'une des manœuvres qui viennent d'être indiquées, que des hommes d'une grande expérience et d'une habileté éprouvée ont plus d'une fois méconnu la présence, dans la vessie, de pierres des plus fortes dimensions.

J'en possède une, de ces pierres, qui a été trouvée

seulement à l'autopsie, et qui a la forme et le volume d'une grosse montre : elle avait été vainement cherchée, dans deux explorations successives, par les deux principales gloires de la chirurgie de notre temps, Boyer et Dupuytren. J'en ai une autre beaucoup plus grosse, pesant 180 grammes, que j'ai extraite par la taille en 1834, et que notre exellent maître à tous, Marjolin, m'a dit avoir fait tous ses efforts pour découvrir, quatre années avant, à une époque où certainement elle devait avoir déjà un fort volume.

Une fois la présence du corps étranger reconnue, il y a des circonstances dans lesquelles on peut promptement constater qu'il n'est pas seul, qu'il est accompagné d'autres corps étrangers, et même étudier sa forme, son volume, sa densité. Mais il est presque toujours prudent d'ajourner ce complément d'exploration pour ne pas s'exposer à des accidents, comme, par exemple, une réaction fébrile, dont le moindre inconvénient ici serait d'inspirer au malade des craintes pour les opérations qu'il aura à subir, et de retarder plus ou moins un traitement toujours nécessaire, souvent facile, et d'un résultat, en général, d'autant plus favorable, qu'il est plus tôt entrepris.

Quelle que soit du reste l'époque à laquelle on cherche à reconnaître le nombre, la forme, le volume et la dureté des pierres, c'est encore en les touchant avec la sonde et en portant celle-ci sur différents points, en la tournant en divers sens, et toujours avec beaucoup de ménagements, qu'on parvient à obtenir les renseignements désirés.

Afin d'éviter une erreur de diagnostic qui pourrait conduire à des conséquences graves, il est bien d'être prévenu qu'à l'égard du volume on est assez souvent impressionné différemment suivant que la vessie contient plus ou moins d'urine. Quelquefois, en explorant une vessie fortement contractée, on croit toucher un gros calcul, et l'on n'y trouve plus qu'un calcul de dimension moyenne ou même petite, à un second examen, fait dans des conditions opposées, le corps étranger nageant dans une grande quantité de liquide.

J'ai fait construire par M. Charrière et j'ai présenté à l'Académie, il y a une vingtaine d'années, une sonde lithomètre, composée de deux pièces assez semblables aux deux tiges d'un brise-pierre sans dents et propre à embrasser le corps étranger successivement dans ses divers diamètres, tout en laissant écouler l'urine par un canal ménagé dans la tige mâle. Mais je me suis peu servi de cet instrument et cela pour deux raisons : d'abord la simple sonde telle que je l'ai indiquée m'a paru suffire pour me procurer les notions dont j'avais besoin sur le volume de la pierre, et ensuite j'ai toujours craint d'éprouver de la difficulté à me débarrasser de celle-ci dans le cas où elle se trouverait saisie en une vessie vide ou fortement revenue sur elle-même.

Quant à la nature de la pierre, on ne peut la déterminer rigoureusement par l'examen dont nous parlons ; mais en réunissant les données qu'il fournit à celles que l'on a d'ailleurs sur les antécédents du malade, sur les sables et les graviers qu'il peut avoir rendus, sur les conditions habituelles des urines, notamment sur leur caractère acide ou alcalin, sur la présence en elles ou l'absence d'une plus ou moins grande quantité de mucus, de pus ou de sang, on arrrive à de très grandes probabilités sur le fait en question, et presque toujours on reconnaît le principe qui domine dans le corps à détruire, ou au moins dans ses couches externes.

C'est ainsi qu'un malade qui a rendu longtemps ou souvent du sable d'acide urique et surtout des graviers de même nature, et dont les urines sont restées toujours claires et acides, ne peut guère avoir qu'une pierre d'acide urique, à moins qu'il ne soit extrêmement jeune ou qu'il n'ait fait un usage immodéré et prolongé d'aliments végétaux, notamment d'oseille, auquel cas on pourrait bien avoir affaire à un calcul qui serait composé, en plus ou moins grande quantité, d'oxalate de chaux. C'est encore ainsi qu'un malade qui rend depuis longtemps des urines catarrhales, surtout si celles-ci sont fétides ou alcalines, offrira une pierre dont les couches extérieures, au moins, seront composées de phosphates; tandis qu'un enfant de la classe pauvre, un enfant mal nourri, mangeant habituellement très peu de viande et dont les urines se sont maintenues toujours claires, aura presque certainement un calcul d'oxalate de chaux.

Les conditions de la pierre ne sont pas les seules qu'il soit essentiel de connaître pour prendre une résolution relativement à la lithotritie. Il importe fort de s'assurer, autant que possible, si la membrane muqueuse de la vessie est saine, si sa couche musculeuse est ou non contractile, si elle est hypertrophiée, si elle présente des colonnes charnues, si les parois de l'organe sont épaissies, si elles sont plus ou moins souples, plus ou moins élastiques, plus ou moins irritables, et tous ces renseignements se prennent avec la sonde, aidée ou non de quelques injections méthodiques d'eau tiède.

Faut-il ajouter que la connaissance de l'état de l'urètre, d'ailleurs facile à obtenir au moyen d'instruments appropriés, est un complément nécessaire de l'instruction à faire, et que les données propres à éclairer sur l'état des reins, des uretères et de la prostate doivent être recueillies avec le plus grand soin.

Enfin, l'état de l'économie en général et celui des organes digestifs en particulier, ainsi que le degré de sensibilité du sujet, doivent être pris en grande considération toutes les fois qu'on traite la question d'opportunité de la lithotritie.

Je dirai plus tard quelles sont les contre-indications de la lithotritie; je suppose, pour le moment, que l'étude des conditions de la pierre, des voies urinaires et des autres parties du corps a fait juger que la lithotritie est praticable, qu'elle doit être pratiquée, et qu'il ne s'agit plus que de procéder à cette opération.

V.

DE LA PRÉPARATION DU MALADE A LA LITHOTRITIE.

Bien des fois, j'ai procédé à la destruction de la pierre sitôt après l'avoir reconnue, et j'ai eu le bonheur d'annoncer à un bon nombre de calculeux leur guérison en même temps que la nature de leur maladie. Mais il est toujours prudent de ne pas trop se hâter. A moins de circonstances extraordinaires, à moins d'une grande urgence imposée par les souffrances du malade ou par ses affaires, et cela encore dans l'hypothèse d'un très petit calcul, il convient d'attendre, pour pratiquer la lithotritie, que l'on ait acquis la certitude que l'exploration ne donnera lieu à aucune réaction, ou que cette réaction, si elle s'est produite, a complètement cessé, que la santé générale et les conditions locales de la vessie et de l'urètre sont ce qu'elles étaient avant tout examen. Il suffit ordinairement d'un ou deux jours pour cela. Ce temps peut et doit être utilisé pour faire la médecine morale, pour remonter le courage du malade, souvent fort ébranlé par l'idée d'une maladie que les gens du monde considèrent encore aujourd'hui comme l'une des plus terribles de celles auxquelles l'espèce humaine est exposée.

Un peu plus tôt, un peu plus tard, quand il s'agit d'opérer le broiement de la pierre, je commence par placer le malade dans la position que j'ai indiquée comme la meilleure pour constater la présence de ce corps.

Autrefois, j'injectais de l'eau tiède dans la vessie pour en écarter les parois et rendre la manœuvre du brise-pierre moins irritante pour elles. Depuis longtemps, je me dispense presque toujours de ce soin préliminaire; j'introduis tout d'abord le brise-pierre dans la vessie; mais j'ai la précaution de faire prendre un grand bain tiède, une heure et demie ou deux heures avant la séance, de manière à ce que le malade soit sorti de l'eau, essuyé, couché et déjà réchauffé, lorsque je me présente pour l'opérer.

Sous l'influence de ce bain, surtout s'il a été prolongé et secondé par l'administration de quelques tasses d'une tisane légèrement diurétique, l'urine est secrétée en abondance; et, pour peu que le malade soit distrait par la conversation ou de quelque autre manière, le liquide s'amasse dans la vessie en quantité suffisante pour que les instruments puissent y être introduits sans la blesser.

J'ai été amené à cette façon d'agir par un fait observé dans les premières années de ma pratique, alors que, comme beaucoup de chirurgiens encore aujourd'hui, je faisais prendre habituellement un grand bain à la suite de chaque séance de lithotritie. J'ai vu nombre de calculeux être saisis par le frisson immédiatement après leur sortie du bain, et j'ai cru remarquer que des malades qui, pour une raison quelconque, ne prenaient pas de bain, avaient généralement la fièvre plus tard, l'avaient plus faible, ou même ne l'avaient pas du tout. J'ai dû penser que la réfrigération qui accompagne toujours la sortie de l'eau, favorisait la disposition au frisson que tend à produire toute instrumentation dans les voies urinaires ; j'ai cherché à me soustraire à cette influence du bain, en le faisant donner avant l'opération.

Dans le bain pris ainsi, je trouve l'avantage moral de faire un peu diversion à des préoccupations bien naturelles, et plusieurs avantages physiques, notamment l'avantage de porter plus ou moins de calme dans le corps, et celui de faire arriver dans le réservoir une urine abondante et peu irritante, qui le rend apte à recevoir les instruments sans injection préalable, et qu'il tolère bien mieux, et en quantité plus grande, que l'eau introduite par l'urètre, quelles que soient d'ailleurs les précautions prises pour son introduction.

Il m'est arrivé plusieurs fois d'opérer avec assez de facilité des malades qui avaient une pierre volumineuse dans une vessie plus ou moins irritée, en m'attachant à faire descendre dans celle-ci par les uretères, au moyen des boissons, des bains, des lavements, l'eau nécessaire à la manœuvre, et en y favorisant sa conservation à l'aide de divers moyens de distraction momentanée ; tandis que l'injection la plus faible, la plus douce, à peine faite, était rejetée, et que l'opération se montrait impossible de cette manière.

Que le liquide vienne naturellement dans la vessie, ou qu'il y soit injecté par l'urètre, sa quantité, pour rendre la lithotritie tout à la fois innocente et facile, doit être en rapport avec la grosseur du corps à détruire. Plus celui-ci est volumineux, plus il faut ouvrir l'instrument pour le saisir, plus les parois de la vessie doivent être écartées et protégées. D'un autre côté, moins il y a d'eau dans la vessie, et plus il est facile d'y rencontrer les corps de petite dimension. Dans cette circonstance, comme dans bien d'autres en médecine, il faut avoir assez de tact pour rester dans de justes limites, et ce tact, c'est la nature qui le donne, c'est l'expérience qui l'éclaire et le perfectionne.

Un soin qui doit précéder le bain et qu'il faut bien se garder de négliger, c'est d'user des moyens ordinaires pour vider le gros intestin, et empêcher les matières qui pourraient s'y être accumulées de venir refouler la paroi postérieure de la vessie. On comprend facilement de quelle importance il est que la vessie conserve sa forme concave du côté du rectum, afin que la pierre ne soit pas repoussée du bas-fond de la vessie, son siége ordinaire ; car c'est là que le brise-pierre arrive de prime abord, et qu'il saisit le mieux le corps à détruire. Si celui-ci est rejeté sur l'un ou l'autre côté, il faudra, pour le prendre, tourner l'instrument sur son axe ; la manœuvre du broiement sera nécessairement moins simple et plus laborieuse.

Je ne parle point des moyens à employer pour mettre le malade dans les conditions de santé les plus favorables à l'opération que l'on veut pratiquer. Il est évident que, si les voies digestives sont embarrassées, il conviendra de chercher à les dégager, à l'aide d'agents appropriés ; que, s'il y a de la pléthore, une saignée avec la lancette ou par les sangsues sera indiquée ; que, si le système nerveux se montre très irrité ou très irritable, il sera bien de recourir à des moyens calmants, notamment aux grands bains ; qu'il devra en être de même des irritations locales, de celles de la vessie en particulier ; qu'il faudra commencer par les combattre. Toutefois, il ne faudrait pas se croire dans l'obligation absolue d'attendre leur cessation pour entreprendre la lithotritie. Il arrive assez souvent, en effet, qu'une irritation rebelle de vessie, surtout si elle est catarrhale, tombe sous l'influence des premières séances de broiement et sous celle des soins dont on les accompagne.

Les précautions que j'indique ici sont importantes surtout vis-à-vis des malades qui ont rompu leurs habitudes et parcouru un long trajet pour se rendre près du chirurgien. J'ai pu quelquefois les négliger en partie, sans inconvénient appréciable, quand j'ai été opérer en province ou en pays étranger. Il y a, sans compter la fatigue du voyage, une grande différence entre traiter un malade dans ses foyers, au milieu de sa famille, de ses amis, et le traiter loin des siens, dans un hôtel garni ou dans une maison de santé. Je n'ai eu le malheur de perdre qu'un seul des calculeux que j'ai été soigner à une grande distance de Paris ; c'est un ancien député, près duquel j'avais été appelé à Lyon, et que j'y avais trouvé dans une position déplorable. La pierre, chez ce malade, était compliquée de plusieurs autres affections très graves, notamment d'un œdème de tout le corps, développé sous l'influence d'une albuminurie très intense et déjà fort ancienne.

La saison ne m'a jamais retenu dans mes opérations; je dois même dire que je n'ai pas remarqué d'effet bien notable de cette circonstance sur les résultats de la lithotritie. Dans l'état actuel de la civilisation et dans les conditions d'hygiène où l'on peut en général placer les malades aujourd'hui, la lithotritie est praticable à toutes les époques de l'année.

Quant aux heures du jour auxquelles il convient d'opérer, je donne, pour ma part, la préférence à celles du matin. J'y trouve l'avantage d'avoir affaire à des malades qui ont obtenu le bénéfice du repos de la nuit, de les observer pendant la journée, et de pouvoir combattre les premiers accidents aussitôt qu'ils se présentent.

---

VI.

DE L'INSTRUMENT A EMPLOYER POUR LA LITHOTRITIE.

On a employé, on peut employer et j'ai moi-même employé divers instruments pour opérer la division de la pierre dans la vessie, entre autres la pince à trois branches dont MM. Civiale et Leroy-d'Étiolles se sont disputé la priorité d'invention, le brise-pierre de M. Jacobson et le brise-pierre à percussion de M. Heurteloup. Mais l'instrument auquel je donne la préférence, celui dont je me sers exclusivement depuis plus de vingt ans, est le brise-pierre *à pression et à percussion* que j'ai présenté à l'Académie de médecine en juin 1833, et pour lequel l'Académie des sciences m'a décerné une recompense en décembre 1834.

Composé de deux tiges d'acier et d'un écrou également d'acier, cet instrument est d'une extrême simplicité. Des deux tiges, l'une, armée d'un pas de vis à sa partie la plus externe, est creusée en gouttière et reçoit l'autre dans son intérieur, tout en restant embrassée par un anneau qui tient à celle-ci. Elles

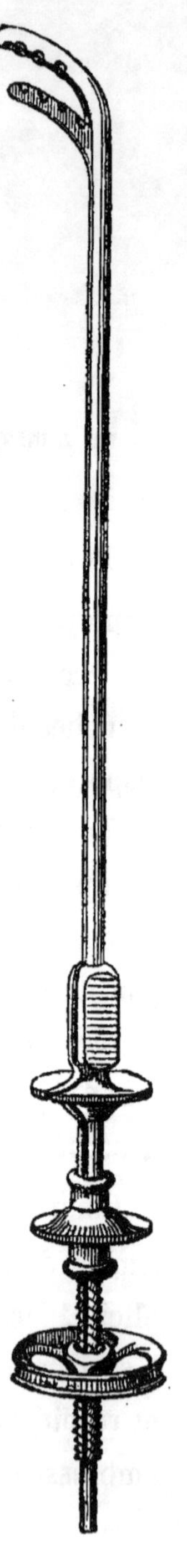

sont toutes les deux recourbées à leur extrémité vésicale, de telle sorte que, réunies et glissant l'une sur l'autre, elles constituent dans leur ensemble, comme l'instrument de M. Heurteloup, tantôt une sorte de sonde courbe, et tantôt une pince dont les branches s'écartent plus ou moins, à la volonté de l'opérateur. L'écrou sert à les rapprocher avec force, en prenant un point d'appui sur l'une, au moyen du pas de vis, et poussant sur l'autre, à l'aide de l'anneau qu'elle porte. Un petit étau à main et un petit marteau en fer complètent l'appareil ; ils sont destinés, l'un à soutenir la tige femelle, l'autre à frapper sur la tige mâle.

Sans entrer dans plus de détails sur cet instrument, dont je joins ici le dessin, je me bornerai à reproduire le rapport qui a été fait à son sujet par la commission de l'Institut chargée de l'examiner (1).

« M. le docteur Ségalas, dit le rap-
» port, a soumis à l'examen de la

(1) Cette commission était composée de MM. de Blainville, Double, Dulong, Duméril, Dupuytren, Larrey, Magendie, Roux et Serres.

» commission un nouvel instrument de lithotritie » qu'il nomme brise-pierre à *pression* et à *percus-* » *sion*. Cet instrument a pour but d'opérer la division » des calculs de diverses manières, savoir : par *pres-* » *sion*, comme le brise-pierre de M. Jacobson ; par » *percussion*, comme le brise-pierre de M. Heurte- » loup ; et enfin par *pression* et par *percussion succes-* » *sives et presque instantanées*.

« Avant cet instrument, il en existait d'autres où » l'on avait cherché à associer la pression et la per- » cussion ; mais ils étaient compliqués. Ils nécessi- » taient un changement de disposition des pièces, et, » par suite, une perte de temps, pour passer de la » pression à la percussion, et de la percussion à la » pression.

» Le brise-pierre de M. Ségalas est très simple, et » se distingue particulièrement de ceux qui l'ont pré- » cédé en ce que la pression et la percussion peuvent » se succéder d'une manière presque instantanée, » ainsi que l'a montré l'auteur en le faisant manœu- » vrer devant la commission.

» En outre, cet instrument est d'un volume peu » considérable et facile à manier. Pour la pression, » il se suffit, et, pour la percussion, il n'exige qu'un » marteau et un petit étau à main. Sans autre appa-

» reil, il a brisé des pierres très dures et volumineu-
» ses, notamment une d'oxalate de chaux de 27 lignes
» de diamètre, chez un malade qui a été présenté à
» la commission le lendemain de la dernière séance
» de broiement.

» L'application de ce brise-pierre a été faite avec
» succès, par l'auteur, sur vingt-quatre malades, dont
» dix avaient plus de 66 ans, douze plus de 70 ans,
» et deux étaient octogénaires. Ces opérations ont été
» pratiquées avec l'aide et sous les yeux d'un grand
» nombre de médecins nationaux et étrangers.

» La commission propose d'accorder à M. le
» docteur Ségalas une récompense de deux mille
» francs. »

Destiné, à son origine, dans ma pensée et dans celle de la commission de l'Institut, à rendre la lithotritie plus simple, plus facile, plus prompte et plus sûre, cet instrument m'a toujours suffi pour tous les cas de broiement de pierre que j'ai eu l'occasion de rencontrer depuis sa construction. Je lui suis donc resté fidèle, et c'est à peine si je lui ai fait subir une légère modification dans son écrou, qui présentait la forme d'un volant, et auquel j'ai donné celle d'une rondelle, forme plus agréable à l'œil et bien plus commode pour la manœuvre.

Le brise-pierre à pression et à percussion ainsi modifié, est, pour moi, un instrument préférable non seulement aux instruments qui l'ont précédé, mais encore à tous ceux qui ont été proposés après lui, et en particulier au brise-pierre à crémaillère de M. Charrière, le meilleur, sans contredit, et le plus employé, si je ne me trompe, de tous ces instruments. L'écrou qui me sert pour la pression n'ajoute presque pas au poids des deux pièces qui constituent la pince ; il peut rester en place sans gêner en rien leurs différents mouvements, et on a la faculté de le mettre en action sitôt que l'on remarque que la résistance du corps étranger est trop forte pour céder facilement au rapprochement des branches par la main.

Il est superflu de dire que j'ai des modèles de différentes dimensions, dans le but de pouvoir, près de chaque malade, en choisir un qui soit en rapport avec la largeur de l'urètre et la grosseur du corps étranger. Mais je dois faire remarquer que, sans parler des variations de longueur et d'inclinaison, l'extrémité vésicale de l'instrument offre des dispositions très diverses : tantôt les deux mors de la pince sont plats ; tantôt le mors de la branche mâle seul est plat, l'autre est creusé en cuillère; tantôt l'un et l'autre sont armées de dents plus ou moins fortes, plus ou moins aiguës, plus ou moins espacées ; tantôt l'une des branches, la branche mâle, présente des dents puissantes, tandis que le mors de la branche femelle, plus ou moins largement fenêtré à sa partie moyenne, a deux rebords saillants et à peine dentés, venant, pour ainsi dire, faire ciseaux avec le mors de la branche mâle, lors de leur rapprochement.

On conçoit l'intérêt que l'opérateur peut avoir à donner la préférence à telle ou telle de ces dispositions, selon la nature et le volume du corps à détruire, selon son degré de résistance, et aussi suivant le plus ou moins d'irritabilité et d'extensibilité de la vessie.

Je n'ai senti aucun besoin d'apporter de changement à l'étau dont je me suis servi tout d'abord. Il n'en est pas de même du marteau. J'ai fait amincir et bifurquer l'extrémité de son manche, de manière à le transformer en un levier propre à s'engager entre l'anneau de la tige mâle et le pavillon circulaire de la tige femelle, et à imprimer à ces tiges un puissant effort de glissement de l'une sur l'autre. C'est là pour moi un élément de sécurité, un moyen sûr d'ouvrir la pince en toute circonstance, notamment dans le cas où un grand amas de détritus rendrait difficile ou même impossible l'écartement des mors, par l'action de la main seule. C'est, de plus, un moyen commode d'opérer cet écartement quand, sous l'influence de l'urine et d'un repos plus ou moins prolongé, les deux tiges oxydées sont devenues adhérentes entre elles.

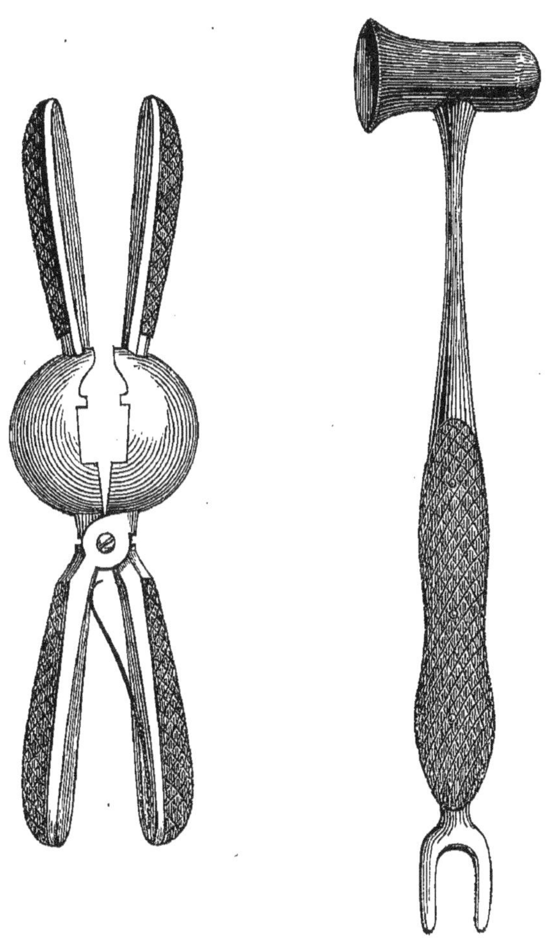

VII.

DE LA MANIÈRE DE PROCÉDER A LA LITHOTRITIE, ET DES SOINS PROPRES A LA CONDUIRE A BONNE FIN.

Quand le malade est placé sur son lit, dans la position appropriée à la lithotritie, position que j'ai dit être la même que celle qui a été indiquée pour l'exploration de la vessie ; que d'ailleurs celle-ci, eu égard à son irritabilité et au volume du corps étranger, paraît contenir la quantité de liquide convenable, je prends le brise-pierre à pression et à percussion et je l'introduis dans l'organe affecté, de la même manière que la sonde qui m'a servi à l'exploration, en me plaçant au côté droit du malade, et apportant à la manœuvre autant de douceur et de ménagement que possible.

Assez souvent la pierre se fait sentir dès l'entrée de l'instrument dans la vessie ; mais que cette donnée m'ait été fournie ou non, j'ouvre celui-ci immédiatement, sans me livrer à des recherches qui généralement sont inutiles et peuvent, dans tous les cas, irriter plus ou moins la vessie. Neuf fois sur dix, le mouvement opposé, le rapprochement des mors de la pince, suffit pour saisir la pierre ; celle-ci prise, sans trop m'arrêter à m'assurer si j'éprouverai ou non le choc d'une autre pierre, je procède à la division de différentes manières. La pierre offre-t-elle peu de résistance ? la simple pression manuelle produit ce résultat. La résistance est-elle plus grande ? je tourne l'écrou en forme de rondelle qui fait avancer la tige mâle du brise-pierre sur la tige femelle, et souvent la résistance se trouve vaincue par ce mode d'action.

Dans le cas de non réussite, je me garde bien d'insister sur la pression ; augmentée, elle pourrait avoir pour effet de forcer l'instrument et de me mettre dans une position des plus graves, des plus difficiles. C'est ce qui est arrivé à un habile praticien de Chartres, que la science a perdu depuis, le docteur Maunoury. J'avais brisé sous ses yeux, dans cette ville, il y a une vingtaine d'années, par la simple pression, une pierre très friable dont était atteint un vieux colonel de gendarmerie. A peu de temps de là, un malade, affecté d'un calcul d'oxalate de chaux, s'étant présenté à l'hôpital, notre honorable et très regrettable confrère fit venir de Paris un brise-pierre à pression et à percussion ; il le porta dans la vessie, saisit la pierre, la pressa d'abord médiocrement ; puis, voyant qu'elle ne cédait pas, il fit usage d'une pression croissante ; ensuite, s'apercevant que la résistance était très grande, il voulut lâcher la pierre et retirer l'instrument de la vessie ; mais ce fut vainement ; il échoua dans l'une et l'autre tentatives : l'instrument était forcé, et la pierre, très fortement tenue entre les deux mors, ne put en être détachée. Qu'on juge de la douleur, de l'embarras, de la perplexité du chirurgien ?

Après avoir pris conseil de ses collègues, il fit, le lendemain, couper avec la lime la partie extérieure du brise-pierre et retira l'autre partie par l'hypogastre, en pratiquant la taille sus-pubienne. Le résultat ne se fit pas attendre : ce fut, on le devine, la mort du malheureux patient.

Ce fait a été communiqué à l'Académie de médecine par Maunoury lui-même, avec autant d'empressement que de loyauté. Il est très important à connaître et bien propre à faire tenir en éveil pour en éviter la reproduction. C'est, du reste, là une chose très facile. Il suffit, pour prévenir un pareil accident, d'agir par la percussion associée à une pression modérée, au lieu d'agir seulement par la pression rendue plus énergique. En opérant de la sorte, on peut bien ne pas briser la pierre ; mais on est sûr de ne jamais forcer l'instrument.

Quand je suis obligé de recourir ainsi au marteau,

j'en frappe une série de petits coups sur la tige mâle, en ayant le soin d'assujettir la tige femelle dans une situation à peu près fixe au moyen de l'étau à main, tenu d'un côté par un aide et de l'autre par moi-même. Il est excessivement rare que la pierre ne cède pas à cette manière de l'attaquer par la pression et la percussion combinées. Mais il est prudent, si elle paraît devoir opposer une grande résistance, de ne pas prolonger la séance ; on amènerait très probablement une réaction plus ou moins forte ; tandis que, si l'on s'arrête après un certain nombre de coups de marteau, avant de fatiguer le malade, on peut, le plus souvent, recommencer l'opération quelques jours après avec plus de chances de succès.

Que la division ait eu lieu ou que la pierre ait résisté, je retire le brise-pierre de la même manière, comme une sonde métallique ordinaire, en portant le pavillon vers l'abdomen par la main droite et appuyant légèrement de la main gauche, en sens opposé, sur le corps de l'instrument, afin de favoriser le déplacement de son bec, retenu parfois derrière le pubis.

Il y a une précaution à prendre avant cette manœuvre, c'est celle de fermer le brise-pierre complètement. Une autre précaution importante, dans le cas où la division de la pierre a été faite ou même seulement commencée, c'est, le brise-pierre ayant été fermé avec ou sans le secours du marteau, d'en donner deux ou trois coups bien secs, pour faire tomber les parcelles de pierre qui pourraient faire saillie à travers les interstices des mâchoires. Sans cette précaution, on s'exposerait à déchirer le canal en sortant, et l'on aurait à redouter toutes les conséquences possibles de cette lésion, notamment un écoulement immédiat d'une quantité plus ou moins grande de sang.

Est-il nécessaire de dire que, pour se débarrasser de la pierre, dans le cas où, n'ayant pas cédé à la percussion associée à une pression modérée, elle serait encore entre les mors de l'instrument, il faut écarter ceux-ci et frapper quelques coups de marteau sur la tige mâle?

L'instrument retiré, le rouleau qui a servi à soulever le bassin l'est également; le malade dès lors se trouve couché dans la position ordinaire. Comme, pendant l'opération, son corps est resté plus ou moins sous l'action directe de l'air, je m'empresse de le faire couvrir, et je lui laisse quelques minutes de repos.

Il peut arriver qu'il urine sitôt après le retrait du brise-pierre. Alors je me borne à lui faire boire une tasse d'une infusion légère de fleurs de tilleul ou d'eau sucrée chaude avec addition d'un peu d'eau de fleurs d'oranger.

Après quelque temps d'observation, si le besoin d'uriner ne se fait pas sentir, j'engage le malade à essayer de vider la vessie; et, dans l'hypothèse où l'urine ne sort pas, de même que dans le cas où la manière dont elle a coulé laisse penser qu'une partie du liquide est restée dans le réservoir, j'introduis une sonde de gomme élastique; je fais évacuer toute l'urine; puis, je profite de la présence de l'instrument dans la vessie pour y pousser une ou plusieurs injections et faire sortir par elles et avec elles une partie des détritus produits.

Il y a des vessies qui supportent à peine une injection de 30 à 40 grammes d'eau; d'autres, au contraire, peuvent en recevoir tout d'un coup une quantité beaucoup plus grande et permettent de répéter l'injection deux fois, trois fois et même plus. Il est bien d'être réservé dans ces injections, de les faire avec de l'eau tiède et une certaine lenteur; faites rapidement ou avec de l'eau chaude ou de l'eau froide, elles pourraient irriter, et contribuer à provoquer ou même provoquer une inflammation de vessie et une série d'accidents plus ou moins graves.

Ces injections, je les pratique tantôt le malade étant à genou sur le bord de son lit et soutenu par un aide, et tantôt après l'avoir fait lever, pendant qu'il est debout et appuyé sur un meuble. Dans tous les cas, j'exige de lui qu'il se recouche immédiatement après, qu'il se tienne chaudement, qu'il prenne, toutes les heures au moins, une forte tasse d'une boisson délayante et qu'il s'abstienne de toute alimentation. Quelquefois, dans le cas de faiblesse évidente, acquise ou constitutionnelle, je permets un peu d'eau de poulet ou de bouillon coupé. Rarement je prescris une potion calmante, comme on en donne souvent après les grandes opérations, parce que rarement ici il y a un ébranlement du système nerveux qui en justifie l'emploi.

Ces précautions prises, je me retire, non sans prévenir la famille du malade ou les personnes qui l'entourent qu'il est possible que, dans deux, trois ou quatre heures, un peu plus tôt, un peu plus tard, il survienne un accès de fièvre avec les trois stades de frisson, de chaleur et de transpiration ; que, dans ce cas, il faut s'empresser de combattre le frisson par une ou deux tasses d'une infusion chaude; qu'il convient ensuite d'opposer à la chaleur la même boisson à une température douce ou bien toute autre boisson calmante, telle qu'une tisane mucilagineuse ou émulsive donnée en grande quantité ; et qu'enfin, la transpiration établie, il importe de l'entretenir en continuant à faire boire abondamment. Pour quelques malades très susceptibles, je conseille un autre soin bien simple, c'est d'appliquer sur l'hypogastre un large cataplasme de farine de graine de lin sitôt après l'opération ou au moins dès les premiers indices du frisson.

Le plus ordinairement, quand le malade est dans de bonnes conditions et que la séance n'a pas été trop longue ni trop laborieuse, la réaction dont il s'agit n'a pas lieu; l'on retrouve les choses à une seconde visite, quelques heures après, dans l'état où on les a laissées. Le devoir du médecin se borne alors à prescrire la continuation du repos, à permettre une alimentation légère et à conseiller pour le lendemain matin quelques soins d'hygiène.

Dans l'hypothèse d'une réaction fébrile, les boissons déjà indiquées, le repos et la diète sont les seuls moyens dont j'use généralement. Il m'est arrivé quelquefois d'être amené, par l'intensité de la fièvre, à recourir à une émission sanguine; mais c'est là une pratique exceptionnelle pour moi. Il en est de même de l'emploi du sulfate de quinine. Je ne me sers de ce médicament qu'après deux ou trois accès de fièvre bien caractérisés. J'ai eu peu l'occasion de l'administrer.

Un fait doit rendre réservé dans cette dernière médication; c'est l'action irritante du sulfate de quinine sur la membrane muqueuse de la vessie. J'ai dû, il y a quelques années, forcé par des douleurs devenues intolérables, pratiquer d'urgence la taille chez un maraîcher qui, tout en portant une grosse pierre dans la vessie, n'en avait jamais souffert jusqu'à ce que, atteint d'une fièvre intermittente, il eût pris du sulfate de quinine à forte dose, et qui, dès ce moment, éprouva les symptômes les plus caractérisés d'une cystite des plus intenses. Mes observations sur cet effet du sulfate de quinine s'accordent parfaitement avec celles que M. Briquet a consignées dans son savant et excellent Traité du quinquina, 2e édition, page 228 et suivantes.

Une chose remarquable : c'est que la réaction que provoque la lithrotitie est en général moins fréquente et surtout moins violente chez les malades qui ont beaucoup et longtemps souffert de la pierre que chez ceux qui sont dans des conditions contraires.

Un autre fait non moins remarquable, c'est que les malades qui n'ont éprouvé aucune douleur pendant l'opération sont assez souvent ceux chez lesquels se manifestent les réactions les plus fortes, les plus difficiles à combattre.

S'il n'y a pas eu de réaction dans les premières vingt-quatre heures, rarement il y en a plus tard; cependant j'ai vu cela quelquefois, et, je dois le dire, la fièvre qui se manifeste ainsi tardivement s'est montrée, le plus souvent, plus rebelle. Il semble qu'elle se lie, dans ce cas, à une lésion plus profonde dans l'appareil urinaire, à celle des reins, par exemple. Elle demande une grande attention, et presque toujours l'emploi immédiat des moyens antiphlogistiques les plus énergiques, notamment de la saignée. Les malades que j'ai eu le malheur de perdre à la suite de la lithotritie ont, à peu près tous, succombé à une inflam mation rénale annoncée de cette manière.

Quand on arrive au lendemain d'un jour d'opération sans réaction notable, on a donc lieu de penser qu'il n'y en aura pas, et l'on pourrait, à la rigueur, procéder à une nouvelle séance de lithotritie dès le jour suivant. C'est ce que j'ai fait bien des fois sans conséquences fâcheuses, quand j'ai opéré loin de Paris, pressé que j'étais d'y rentrer ; mais quand on a du temps à soi, il est bien de mettre entre la première séance et celle qui suit un intervalle de trois ou quatre jours au moins.

Si, après une première séance sans réaction, il est prudent d'attendre plusieurs jours avant d'entreprendre une seconde séance, à plus forte raison, convient-il de ne pas se presser dans le cas de réaction vive, ou même de réaction légère, avec mouvement fébrile. Dans cette hypothèse, il faut au moins une huitaine de jours pour ramener le malade à des conditions suffisamment bonnes pour tenter une nouvelle séance.

Dans tous les cas, on procède à la seconde séance de la même manière qu'à la première, avec les mêmes précautions, la même réserve, et l'on prend ensuite des soins identiques à ceux déjà pris.

Toutefois, il est établi pour moi, par des faits nombreux, que la réaction est bien moins à craindre après la seconde séance qu'après la première, et que lorsqu'elle a lieu, elle est en général plus faible. On arrive même avec le temps, quand le volume ou le nombre des pierres nécessite une longue série de séances, à en faire qui soient dix fois plus fructueuses et plus laborieuses que la première, sans pour cela provoquer plus de réaction. La tolérance s'établit peu à peu, et, quand les deux premières séances ont eu lieu sans accident, on peut presque compter qu'il n'y en aura pas à la suite des autres.

Ainsi, plus on avance dans le traitement, et plus les séances peuvent être prolongées et rapprochées. Au commencement, moins on agit, pour ainsi dire, et mieux on fait ; vers la fin, plus on fait, dans les limites de la prudence commandée par les séauces précédentes, et plus on hâte la guérison.

Quelquefois, dès la première application des instruments, le plus souvent, après un nombre plus ou moins grand de séances opératoires, prolongées généralement de plus en plus et espacées de moins en moins, on arrive à un moment où l'on ne trouve plus rien ou presque rien dans la vessie. Dans le premier cas, l'exploration, faite avec tout le soin possible, donnant un résultat négatif, on peut considérer l'opération comme terminée, et déclarer au malade qu'il est débarrassé de sa pierre ; dans le second cas, il sera convenable, si surtout il y a eu écoulement de sang, de faire, à un ou plusieurs jours de là, une nouvelle introduction de la sonde métallique, ou mieux du brise-pierre sans dents, pour s'assurer que la vessie ne contient plus la moindre parcelle de corps étranger. Je fais toujours cette exploration finale dans deux conditions différentes, la vessie pleine et la vessie vide, apportant dans ce dernier cas une extrême attention à éviter de blesser l'organe.

Est-il nécessaire de faire remarquer que, lorsqu'on a affaire à une vessie à colonnes, les recherches dont il s'agit doivent être multipliées? Non, sans doute ; mais il n'est, peut-être, pas hors de propos de recommander de les espacer et de faire faire au malade, dans leurs intervalles, un exercice plus ou moins prolongé à pied, à cheval, en voiture ou même en wagon. J'ai observé, à cet égard, quelques faits propres à rendre circonspect dans l'annonce de la guérison ; entre autres celui d'un vieillard de 67 ans, chez lequel j'ai dû reprendre la lithotritie deux fois de suite, et y consacrer plusieurs séances chaque fois, après avoir cru l'avoir complètement terminée tout d'abord. Il existait chez ce malade qui, du reste, a guéri parfaitement, un sinus énorme constituant, pour ainsi dire, une seconde vessie.

VIII.

DE LA CONDUITE A TENIR APRÈS LA DESTRUCTION DE LA PIERRE PAR LA LITHOTRITIE.

En admettant qu'il n'y ait plus vestige de pierre, ni dans la vessie, ni dans l'urètre, le rôle de l'homme de l'art n'est pas fini. Il faut d'abord, si le malade est affaibli, le placer dans les conditions les meilleures pour lui faire reprendre ses forces, et ensuite s'occuper des précautions à l'aide desquelles on peut éviter la récidive. Or, ces précautions varient suivant la nature de la pierre, suivant l'état actuel de la vessie, suivant que l'émission de l'urine se fait bien ou mal.

Dans l'hypothèse où la vessie est saine, l'émission de l'urine facile et la pierre composée d'acide urique, la seule précaution à prendre, afin d'en éviter le retour, consiste à combattre la disposition à la gravelle d'acide urique, en suivant un régime où l'alimentation végétale domine sur la nourriture animale, en prenant abondamment dans les repas, ou même dans leurs intervalles, et surtout le matin, à jeun, des boissons légèrement diurétiques, telles que l'eau commune à une température basse, l'eau acidulée avec de l'acide carbonique, l'eau de Seltz, l'eau de St-Galmier, la bière faible, le cidre étendu d'eau, ou encore l'eau de graine de lin préparée à froid, l'eau de chiendent sucrée avec du bois de réglisse, la tisane de queues de cerise, etc.; et en appelant en aide à ces moyens l'emploi des bains tièdes et prolongés, simples ou alcalins, pris deux ou trois fois par semaine, et celui des lavements répétés matin et soir, et conservés autant que possible.

Si ces moyens ne suffisaient pas pour prévenir la précipitation de l'acide urique, on y associerait avec avantage l'usage intérieur du bicarbonate de soude, à la dose de 2, 3 ou 4 grammes chaque jour, ou bien et de préférence celui de l'eau de Vichy, à la dose d'une bouteille par jour, et, dans la belle saison, l'immersion de tout le corps dans cette eau, immersion renouvelée tous les jours pendant trois ou quatre semaines et prolongée chaque fois de manière à rendre les urines alcalines.

Dans le cas où la pierre serait d'oxalate de chaux, le régime à suivre devrait être différent: il conviendrait que l'alimentation fût plus animale que végétale; mais, ordinairement, la seule précaution d'éviter l'oseille suffit pour prévenir la récidive. Celle-ci est assez rare pour que je ne l'aie jamais observée à la suite des nombreuses opérations de lithotritie que j'ai pratiquées chez les enfants pour des pierres de cette nature.

Quant aux calculs d'oxyde cystique, l'usage des boissons abondantes, des bains, des lavements, voilà ce qu'il paraît rationnel d'employer comme moyen préservatif de la récidive.

Dans la supposition où la pierre brisée serait phosphatique, il conviendrait encore d'étendre les urines par les boissons, les bains, les lavements, et tout d'abord il faudrait s'assurer si l'état catarrhal de la vessie, cause habituelle des dépôts phosphatiques, n'a pas cessé pendant ou après la lithotritie, ce qui arrive assez souvent.

Dans le cas où cet état catarrhal persisterait, il faudrait le combattre par les moyens appropriés : l'évacuation artificielle de l'urine, si la vessie ne se vide pas ou se vide incomplètement; l'emploi des injections d'eau simple ou d'eau médicamenteuse, si l'évacuation naturelle ou artificielle des urines ne suffit pas pour ramener les choses à l'état normal, etc.

Et à cet égard, je dirai qu'un des agents les plus puissants que je connaisse, et dont je fais le plus souvent usage, c'est le nitrate d'argent cristallisé, dissous d'abord dans partie égale d'eau distillée, et étendu ensuite dans cent à deux cents parties d'eau commune. Je le porte dans la vessie à l'aide d'une sonde de gomme élastique et d'une seringue en ivoire, deux ou trois fois par semaine, quelquefois tous les jours, et je l'y laisse une ou deux minutes. Assez souvent en quelques jours, et presque constamment en quelques semaines, les urines, sous l'influence de cette médication, reviennent à leurs conditions normales; ensuite, il suffit ordinairement de simples moyens hygiéniques pour les maintenir telles.

Il y a une précaution à prendre immédiatement avant l'emploi de ce moyen, c'est celle de laver la vessie à grande eau et d'en faire sortir les dépôts muqueux et salins qu'elle peut contenir; sans cela, on s'exposerait à favoriser ce qu'on veut surtout éviter, leur concrétion, et à y surajouter un corps nouveau, le chlorure d'argent. Ce fait que la théorie indique, j'ai eu l'occasion de le vérifier une fois : j'ai brisé, sous les yeux de mon honorable confrère, M. le Dr Denis, sur un malade qui venait de se faire lui-même plusieurs injections au nitrate d'argent, une petite pierre noire, de nature phosphatique et de formation récente, dans la composition de laquelle l'analyse a montré l'existence d'une certaine quantité de chlorure d'argent, produit évident de l'action du sel injecté.

Si la pierre, phosphatique à l'extérieur, était d'acide urique, d'oxalate de chaux, ou d'oxyde cystique, à l'intérieur, il faudrait opposer à la disposition à la gravelle d'acide urique, d'oxalate de chaux ou d'oxyde cystique, les boissons, les bains et les soins du régime, et combattre l'affection catarrhale de la vessie, quand elle persiste, par les moyens locaux dont nous venons de parler, les préparations balsamiques, etc.

Il convient de s'abstenir ici des eaux alcalines, spécialement de celles de Vichy : on sait que ces eaux, prises en une certaine quantité, rendent l'urine alcaline, et que, lorsque ce liquide, naturellement acide, devient alcalin sous l'influence d'une affection catarrhale, il laisse déposer des sels phosphatiques.

J'ai dit plus haut que, dans les cas de catarrhe vésical, il importe, si la vessie ne se vide pas ou se vide incomplètement, de faire usage de la sonde et de pratiquer des injections. La conduite à tenir serait semblable, lors même que les urines ne seraient pas encore catarrhales, toutes les fois que celles-ci ne sortiraient pas ou sortiraient mal. Il faudrait commencer par procéder à l'évacuation artificielle et régulière des urines, et s'attacher ensuite à en rétablir, autant que possible, le cours normal, soit en excitant l'action contractile de la vessie, soit en rendant à l'urètre sa largeur, soit en usant des moyens réputés comme propres à combattre l'engorgement de la prostate. Il sera bien aussi de laver souvent la vessie à grande eau, afin de favoriser la sortie des matières salines, des sables, des graviers que les urines pourraient y avoir entraînés ou déposés.

On peut, à cette fin, se servir d'un irrigateur et d'une sonde de gomme élastique à double courant; mais le calibre de ce dernier instrument, divisé en deux parties par un diaphragme longitudinal, n'offre qu'une voie étroite pour la sortie des corps étrangers. Je conseille ordinairement l'emploi d'une grosse sonde de gomme élastique et d'une seringue à anneaux. Les malades auxquels on laisse le choix entre ces deux ordres d'appareils donnent en général la préférence à l'irrigateur et à la sonde à double courant. Ils les trouvent d'un usage plus commode.

Un soin important à prendre toutes les fois que la vessie fonctionne mal, c'est celui de l'explorer de temps à autre, quand même il ne se serait pas manifesté d'indice de nouveau calcul; on le comprend, dans de pareilles conditions, la pierre peut se former sans produire immédiatement des symptômes bien appréciables.

Par les précautions que j'indique, on peut, sinon prévenir toute récidive de la pierre, du moins en éloigner beaucoup le retour et conduire les calculeux, même ceux qui sont sujets aux pierres phosphatiques, à la vieillesse la plus avancée, en leur conservant une santé générale excellente et un état local ou vésical très supportable. C'est encore là un des heureux résultats de la lithotritie, et l'une des meilleures preuves de sa supériorité sur la taille. Avec celle-ci, rarement on arrive à une seconde opération, et plus rarement encore à une troisième et surtout à une quatrième, par la raison que le malade meurt de la première, de la seconde ou de la troisième; avec celle-là, au contraire, on peut détruire la pierre un nombre de fois illimité, chaque fois avec moins de difficulté et plus de chances de prompt succès. Les seuls faits de ma pratique suffisent pour m'autoriser à formuler cette proposition d'une manière positive.

En voici un qui s'est passé en quelque sorte sous les yeux de l'Académie. Un tapissier avait été lithotritié par moi à diverses reprises en plusieurs années, et toujours sans le moindre accident. Atteint de nouveau de la pierre, et persuadé que la récidive était due à l'insuffisance de la nouvelle méthode, il eut recours à un partisan zélé de l'ancienne, à M. le professeur Roux. Ce chirurgien enleva une pierre par la lithotomie et vint communiquer le fait à l'Académie, en faisant remarquer que la taille succédait à la lithotritie répétée par moi jusqu'à trois fois. Malgré mon profond respect pour mon excellent maître, je me crus en droit et en devoir de déclarer à l'instant que, suivant toutes les probabilités, on ne serait pas dans l'obligation de recourir à la taille un aussi grand nombre de fois. A la séance suivante, M. Roux, avec sa franchise habituelle, nous annonça que le malade avait succombé.

Il s'agissait d'un calcul phosphatique formé dans une vessie paralysée et catarrhale, chez un vieillard septuagénaire.

X.

DES DIFFICULTÉS DE LA LITHOTRITIE.

La lithotritie peut présenter des difficultés de plus d'un genre. D'abord l'urètre peut être rétréci, et l'introduction des instruments d'un certain diamètre ne pas être possible. De là, la nécessité de dilater l'urètre ou de se servir d'instruments d'un petit volume. Heureusement, aujourd'hui, les instruments sont faits avec une telle perfection qu'avec une grosseur médiocre, ils ont assez de force pour briser la plupart des pierres. D'ailleurs, très peu de jours suffisent ordinairement, en pareil cas, pour donner au canal des urines une largeur convenable, à l'aide des seuls moyens dilatants. Et puis, il est d'observation, au moins pour moi, que la coïncidence de la pierre et d'un ou de plusieurs rétrécissements de l'urètre est un fait assez rare, contrairement à ce que l'on serait tenté de croire *à priori*. Il semblerait naturel, en effet, que les rétrécissements de l'urètre, gênant l'émission de l'urine, et rendant ainsi plus difficile ou même impossible la sortie spontanée des petites concrétions calculeuses, favorisassent la formation de la pierre, et cela doit être, sans nul doute ; mais probablement que le régime sévère et l'usage des boissons délayantes, auxquels sont souvent astreints les malades affectés de rétrécissements urétraux, contrebalancent et au delà cette influence de la gêne plus ou moins grande du cours de l'urine.

Une difficulté plus sérieuse, et parfois même insurmontable, était présentée par l'hypertrophie de la prostate, alors que la lithotritie était pratiquée avec l'instrument droit. Celui-ci, dans certains cas, était arrêté immédiatement avant son entrée dans la vessie, et le mouvement de bascule qu'on lui imprimait, pour en élever l'extrémité vésicale, toujours plus ou moins douloureux, a été plus d'une fois insuffisant pour faire franchir l'obstacle. D'ailleurs, arrivé dans la vessie, l'instrument se trouvait soulevé par la prostate, et tenu fréquemment trop haut pour que le cône creux, formé par ses branches, pût embrasser le corps étranger.

Il en résultait des manœuvres souvent vaines et toujours laborieuses, et des réactions graves ou même mortelles. Aujourd'hui que la lithotritie est faite à peu près exclusivement avec un instrument courbe, l'hypertrophie de la prostate n'apporte plus d'obstacle, ni même de difficulté réelle à l'entrée dans la vessie. Si cette condition organique rend quelquefois plus complexe la manœuvre vésicale, en obligeant à tourner le bec de l'instrument du côté du rectum, pour saisir le corps étranger, jamais elle ne met un empêchement absolu au broiement, et rarement elle devient cause de réaction entre des mains prudentes et exercées.

Il n'est pas rare de rencontrer une coïncidence de la pierre et d'une hydrocèle plus ou moins volumineuse. Il en résulte pour la lithotritie une difficulté ou plutôt une gêne en rapport avec le volume de la tumeur. Le plus souvent, en pareil cas, j'ai procédé à l'opération sans aucune préparation ; d'autres fois, j'ai fait la ponction immédiatement avant le broiement ; jamais cette complication ne m'a paru exercer d'influence fâcheuse sur le résultat.

On comprend qu'une hernie inguinale volumineuse puisse de même apporter quelques difficultés dans la manœuvre de la lithotritie. Toutefois, je n'en ai point rencontré qui m'ait arrêté ou même notablement embarrassé dans les opérations que j'ai pratiquées.

Plusieurs difficultés peuvent s'offrir dans la vessie. Une première, c'est le grand volume de la pierre. Il est possible que ce volume soit tel que l'instrument ne puisse point l'admettre entre ses branches écartées. Cette condition, que moi-même j'ai rencontrée dans les premiers temps de la lithotritie, et même depuis l'invention de l'instrument à deux branches, devient et deviendra de plus en plus rare par la raison que l'éveil est donné sur les symptômes de la pierre, et que l'on connaît généralement la facilité de sa destruction, tant qu'on ne l'a pas laissée trop grossir. Ce n'est guère qu'au fond de la province et dans les pays arriérés qu'on trouve aujourd'hui des pierres de l'ordre dont il s'agit. Il est à remarquer, d'ailleurs, que l'instrument à deux branches, outre qu'il embrasse des pierres très volumineuses, peut même détruire celles qu'il n'embrasse pas complètement de prime-abord, quand elles sont peu résistantes, les phosphatiques, par exemple, et même parfois quand elles sont très dures, mais friables et à surface rugueuse, comme celles d'oxalate de chaux.

Une autre difficulté que j'ai pu toujours surmonter, quand je l'ai rencontrée seule, mais qui, réunie à la précédente, peut devenir un véritable obstacle à la lithotritie, c'est la dureté de la pierre. Tant que la pierre n'est pas d'un très grand volume, qu'elle peut être embrassée par l'instrument, elle est attaquable par lui, ou du moins je n'en ai pas rencontré qui ne le fût pas ; mais une pierre à la fois dure et grosse, si surtout elle est à surface lisse, comme c'est assez l'ordinaire en pareil cas, ne reste guère dans l'instrument ; elle échappe souvent sitôt qu'on cherche à la presser, et surtout à l'attaquer par le marteau. Dans ces conditions, les tentatives de broiement peuvent être longtemps vaines, et provoquer, si on les multiplie trop, une cystite plus ou moins intense. Toutefois, j'ai plus d'un exemple de personnes chez lesquelles je suis parvenu à briser la pierre après une ou plusieurs séances sans résultat, mais aussi sans réaction, parce que je n'avais fait, chaque fois, que des essais modérés. Maintenues dans certaines limites, les premières tentatives vaines de la lithotritie deviennent des sortes d'explorations utiles pour apprécier le degré de tolérance de la vessie et du sujet.

Le grand nombre des pierres constitue une véritable difficulté, surtout si parmi elles il y en a de volumineuses; mais cette difficulté peut être toujours surmontée. Il suffit pour cela de ne pas aller trop vite, d'espacer les séances, de les faire courtes d'abord, de ne chercher à les rapprocher ou à les prolonger que peu à peu, lorsque la tolérance des organes est bien établie, bien constatée. Je l'ai dit maintes fois, la lithotritie est le plus souvent une affaire de temps et de patience. Je ne me suis jamais repenti d'avoir été lentement. Il n'en a pas toujours été ainsi quand, pressé par le malade ou par le désir d'en finir avec la maladie, j'ai voulu hâter ma marche. Un des principaux avantages de la lithotritie sur la taille, c'est qu'au lieu d'imprimer tout d'un coup, comme celle-ci, une violente secousse à l'économie, elle a une action fractionnée, divisible, pour ainsi dire, en une série de chocs gradués. Cet avantage, il importe fort de le lui conserver. On comprend, au reste, qu'à égale quantité de matière lithique, il vaille mieux avoir à détruire un grand nombre de pierres qu'un petit, et surtout qu'une pierre unique ; les fragments qui restent dans la vessie après chaque séance sont nécessairement moins gros, moins anguleux, moins irritants pour cet organe.

La vessie peut opposer des difficultés à la lithotritie de plusieurs manières, et d'abord en revenant fortement sur elle-même, sous l'influence de l'irritation de ses parois. Dans ce cas, l'instrument ne trouve pas entre celles-ci et le corps étranger un espace suffisant pour s'ouvrir et se développer de façon à l'embrasser. Pour remédier à cette irritation de la vessie, et amener l'organe à se laisser distendre assez pour le but qu'on se propose, on a recours au repos absolu, aux bains tièdes, aux boissons délayantes, mucilagineuses, émulsives, gélatineuses, alcalines, aux lavements émollients et à un régime très doux. Je suis parvenu bien des fois à pratiquer la lithotritie chez des malades affectés de grosses pierres, et qui, d'abord, ne pouvaient conserver que de très petites quantités d'urine dans la vessie. Je me rappelle, entre autres, un ancien agent de change de Lyon, parent et ami du célèbre docteur Boucher de cette ville, dont la vessie retenait à peine une demi-cuillerée à café d'urine, remplie et irritée qu'elle était par une très grosse pierre. Il n'est devenu opérable par la nouvelle méthode qu'après six semaines de soins actifs et assidus, donnés aux bains de Tivoli, avec le bon concours de M. le docteur Bossion, alors mon élève. Mon principal moyen pour arriver, en pareille circonstance, au résultat définitif, a été, après le traitement antiphlogistique, de faire prendre aux malades un bain entier et prolongé, immédiatement avant chaque séance de broiement, et d'attendre, pour introduire le lithotriteur, que la vessie eût reçu, par la voie des reins, toute la quantité d'eau qu'elle était susceptible de contenir.

Une difficulté d'une nature opposée, mais plus aisée à surmonter, que présente parfois la vessie, c'est le défaut de contraction de ses parois et la rétention des détritus dans son bas-fond. Cette condition de la vessie rend la lithotritie nn peu plus lente ; mais il est aisé de suppléer à l'action expulsive de l'organe, à l'aide d'instruments appropriés, et en particulier en se servant d'un lithotriteur à cuiller qui extrait à chaque sortie une partie des détritus, et en faisant ensuite chaque jour une ou plusieurs injections, au moyen d'une seringue à hydrocèle et d'une grosse sonde de gomme élastique. On commence d'abord par laisser sortir l'eau sitôt après son introduction; puis, lorsqu'on a constaté la tolérance de l'organe pour les injections ainsi faites, on pousse l'eau un peu vivement, de manière à produire un mélange général des parties solides et liquides, et à provoquer, autant que possible, leur émission simultanée.

Il arrive assez souvent que la lithotritie, par suite de cette inertie de la vessie, reste, pour ainsi dire, complètement innocente, et que les séances peuvent être rapprochées au point de se succéder tous les jours, ou même deux fois par jour. C'est ainsi qu'à St-Quentin j'ai pu, à plusieurs reprises, opérer jusqu'à trois fois dans les vingt-quatre heures, un vieillard octogénaire, parent d'alliance de M. le professeur Chomel.

Jamais la difficulté dont il s'agit ne m'a arrêté; jamais je n'ai remarqué d'accident de quelque importance à la suite des moyens employés pour la surmonter.

Une difficulté bien autrement grave est opposée à la lithotritie par les lacunes de la vessie, quand des calculs s'y trouvent logés ou que des fragments s'y engagent dans le cours de l'opération. Dans le temps où la lithotritie se pratiquait avec l'instrument à trois branches, cette difficulté était à peu près insurmontable; aujourd'hui, on peut la vaincre presque toujours, en faisant usage d'un brise-pierre à bec court, et en le portant directement dans la lacune qui contient le corps étranger. J'ai recueilli un certain nombre de faits qui me prouvent le parti que l'on peut tirer de cet instrument en pareil cas. Du reste, les pierres châtonnées sont beaucoup plus rares qu'on ne le pensait autrefois. La pratique de la lithotritie apprend que l'idée de leur fréquence est une idée fausse, basée probablement sur des tailles mal faites.

XI.

DES ACCIDENTS DE LA LITHOTRITIE.

Les accidents auxquels expose la lithotritie sont devenus de moins en moins nombreux, de moins en moins graves, au fur et à mesure que les instruments se sont perfectionnés, que les mains se sont exercées, et que l'expérience a montré les limites dans lesquelles il convient de rester à chaque séance opératoire. Il n'est plus question d'urètre déchiré, de vessie percée, de portion de membrane muqueuse vésicale arrachée, d'instrument brisé, d'instrument forcé; il n'y a plus de manœuvre opératoire provoquant des douleurs intolérables, ni de séance prolongée au point d'être suivie de mort presque immédiate. Les douleurs produites par l'opération sont, en général, très faibles, et quelquefois nulles; et, quant à la durée des séances, tous les praticiens familiarisés avec la lithotritie savent que, toutes choses égales d'ailleurs, moins les séances sont longues, moins elles ébranlent l'économie, moins elles déterminent de réaction.

Les accidents que l'on observe le plus souvent dans le cours de la lithotritie sont les suivants: un accès de fièvre avec frisson, chaleur et transpiration, survenant ordinairement peu d'heures après la séance, et se renouvelant quelquefois le lendemain ou le surlendemain; une irritation de la vessie donnant lieu à des besoins fréquents d'uriner et à des mictions douloureuses; une rétention d'urine plus ou moins complète, produite, sans doute, par la contraction spasmodique du col de la vessie et de la partie profonde de l'urètre.

J'ai déjà dit, en traitant de l'opération, que, pour prévenir, comme pour combattre la fièvre, j'avais recours au repos, aux boissons émulsives et mucilagineuses, à la diète, ou du moins à un régime sévère et doux. J'ai ajouté que j'avais eu rarement besoin de faire usage de la saignée contre la violence de la fièvre, ou du sulfate de quinine contre des accès fébriles se renouvelant périodiquement.

A part ce dernier agent, les moyens par lesquels on combat l'irritation de la vessie sont à peu près les mêmes que ceux employés contre la fièvre, avec le soin toutefois d'insister davantage sur les boissons délayantes, mucilagineuses et émulsives, et en y associant l'usage des grands bains tièdes et prolongés, des cataplasmes émollients sur l'hypogastre, et quelquefois les émissions sanguines, à l'aide des sangsues appliqués à l'anus.

Il m'est arrivé de donner en pareil cas, les urines étant très acides, une boisson alcaline, notamment l'eau de Vichy, et de m'en bien trouver. J'en dirai autant des préparations opiacées, je les ai employées avec avantage chez certains malades très nerveux, très impressionnables.

Quant à la rétention d'urine, un des meilleurs moyens de la prévenir, c'est de ne pas laisser la vessie se distendre outre mesure, de ne quitter le malade opéré qu'après l'avoir vu uriner naturellement ou l'avoir fait uriner au moyen de la sonde. Le traitement curatif consiste encore dans l'usage de la sonde et dans l'emploi des moyens antiphlogistiques locaux et généraux.

On conçoit que, puisque, chez les calculeux, un exercice un peu violent du corps et quelquefois la simple marche suffisent pour donner lieu à un écoulement de sang par l'urètre, en faisant balotter la pierre dans la vessie, il doit être assez fréquent que les manœuvres de la lithotritie aient pour effet de rendre les urines sanguinolentes, et que l'écoulement de sang ainsi mêlé aux urines continue un certain temps après une séance opératoire. Mais, de même que la perte de sang qui a lieu après un exercice du corps, celle dont il s'agit ici cesse ordinairement d'elle-même, sous l'influence du repos qui succède à l'opération ; elle ne mérite pas considération.

Il n'en serait pas de même d'un écoulement de sang qui durerait assez pour faire croire que ce liquide continue à s'extravaser après le retrait des instruments. Celui-ci constituerait une véritable hémorrhagie, et nécessiterait une attention particulière ; car il pourrait, en se prolongeant, amener l'affaiblissement du malade et donner lieu à des conséquences graves. Je dois dire que je l'ai observé rarement, et que jamais il ne s'est montré à moi que chez des malades dont la vessie était déjà ramollie, ulcérée ou fongueuse.

Les applications froides, les lavements froids et les injections froides, voilà, avec le repos et les boissons acidules, les premiers moyens à lui opposer. Mais il sera bien d'être réservé dans l'emploi des injections froides; elles provoquent facilement des cystites.

J'ai observé une seule fois, et c'est avec MM. les Drs Moynier père et fils, une hémorrhagie assez abondante arrivée dans l'intervalle de deux séances de lithotritie : elle survint, sans cause appréciable, quatre jours après des manœuvres opératoires faites sans écoulement de sang, et cessa sous l'influence de quelques injections d'eau froide. Elle émanait du col de la vessie. Aurait-elle été provoquée par le passage brusque d'un fragment anguleux? C'est probable. Toutefois le malade avait soixante dix-sept ans, et les contractions de la vessie étaient loin de se montrer énergiques.

Un accident que j'ai éprouvé quelquefois au commencement de la lithotritie, et qui, abstraction faite des enfants et des malades qui ont des rétrécissements, ne s'est plus présenté à moi depuis bien des années, c'est l'engagement dans l'urètre de fragments trop gros pour sortir naturellement. Je suis porté à croire que cela tient au fait qne voici : avec l'instrument courbe, on n'exerce aucune action dilatante sur la portion prostatique de l'urètre ; tandis qu'avec la pince à trois branches dont je faisais usage d'abord, je devais élargir cette partie, en y ramenant et en y engageant plus ou moins le sommet du cône formé par les branches écartées de l'instrument.

Cet accident, on pouvait le redouter à cette époque, où il était assez difficile d'aller chercher le fragment arrêté dans l'urètre, faute d'instrument approprié ; de telle sorte que la répulsion du fragment dans la vessie, au risque de froisser ou même de déchirer le col de cet organe, était un moyen conseillé et employé pour y remédier. Aujourd'hui, il ne m'occupe plus : d'abord, parce qu'il n'arrive que très exceptionnellement, et qu'avec un petit brise-pierre urétral à bec très court, et d'ailleurs en tout semblable au brise-pierre vésical, on peut, sans beaucoup de peine, aller saisir et briser le fragment dans le lieu où il siége.

Un accident qui se présente encore quelquefois à moi, mais bien moins souvent qu'au commencement de la lithotritie, c'est l'orchite, l'engorgement inflammatoire d'un testicule. Cet engorgement s'explique par l'irritation produite sur les orifices des conduits éjaculateurs, soit par le brise-pierre, soit par les fragments du calcul. Il n'a jamais de suite grave ; il cède ordinairement aux applications astringentes, et, dans le cas de leur insuffisance, aux applications émollientes ; rarement il nécessite l'emploi des sangsues. Ce n'est même pas un obstacle à la continuation immédiate de la lithotritie. A Paris, j'attends ordinairement, pour opérer de nouveau, qu'il soit à peu près dissipé ; mais, ailleurs, il m'est arrivé plusieurs fois de passer outre, et d'opérer comme s'il n'existait rien d'anormal, sans avoir à me repentir de ma conduite. Du reste, un des meilleurs moyens de prévenir cet accident, c'est d'exiger du malade qu'il porte habituellement un suspensoir.

L'accident que je redoute le plus, c'est une réaction sur les reins, c'est l'extension de l'irritation de la vessie jusqu'aux organes sécréteurs de l'urine. Je pense que cette réaction n'a guère lieu que quand les reins sont déjà malades ; malheureusement, ils le sont assez souvent lorsque la pierre a été précédée ou accompagnée de gravelle. Il faut, dès que cette réaction se manifeste par la rareté des urines et la fièvre, se hâter de la combattre par les antiphlogistiques les plus énergiques, notamment par la saignée et les bains prolongés. Le hoquet, en pareil cas, est un symptôme des plus graves.

J'ai observé autrefois un accident que je n'observe guère aujourd'hui, une réaction sur les voies digestives, avec vomissement d'abord et dévoiement ensuite. La diète, le repos et des boissons acidules ou gommeuses m'ont suffi ordinairement pour en faire justice.

J'ai perdu deux malades par le choléra survenu dans le cours de leur traitement. L'un en 1854, habitant de Paris et confié à mes soins par M. le docteur Brun; l'autre en 1855, venant de Trévoux, opéré avec le bon concours de mon honorable collègue M. Mêlier, tous deux d'un âge avancé. Le premier avait près de soixante ans, le second soixante-et-onze. Mais est-ce là une raison pour ranger le choléra au nombre des accidents de la lithotritie? Si on veut le considérer comme tel, on conviendra du moins qu'il est loin de lui être particulier, qu'il est malheureusement un accident commun à toutes les opérations, à toutes les maladies, à toutes les conditions morbides, thérapeutiques ou physiologiques qui apportent du trouble ou de la débilité dans l'économie. Je dois dire que, quand mes malades ont été frappés, le choléra ne régnait point épidémiquement à Paris. On n'observait plus que quelques cas épars de la maladie. Il n'y en avait pas, au moins à ma connaissance, dans les quartiers où j'opérais. L'un des malades était sur le boulevard Bonne-Nouvelle, l'autre, dans la rue Sainte-Anne.

XII.

DES CONTRE-INDICATIONS DE LA LITHOTRITIE.

Les difficultés et les accidents dont nous venons de parler peuvent devenir des contre-indications de la lithotritie. Ainsi, le très grand volume de la pierre, surtout si elle est dure et à surface lisse, doit faire renoncer à cette opération pour recourir à la taille ou se borner au traitement palliatif. Les tentatives vaines de lithotritie, qu'on les prolonge ou qu'on les réitère trop, compromettent la vie du malade. Il en est de même des séances qui ont pour résultat la division d'un corps étranger très volumineux, quand elles sont très laborieuses, trop rapprochées ou trop nombreuses. Il faut les éviter, sous peine de s'exposer à des accidents graves ou même mortels. Toutefois, il est des circonstances où l'on peut faire avec un plein succès des séances nombreuses et rapprochées, c'est quand les pierres sont multiples, sans être trop dures ni trop volumineuses, et encore quand, volumineuses et peu résistantes, elles siégent dans une vessie qui supporte bien l'action des instruments. J'ai obtenu plusieurs beaux résultats en ce genre. Cela se conçoit pour les pierres multiples, parce qu'on n'en attaque guère qu'une à chaque séance, et qu'après l'opération, la vessie reste en contact avec des pierres entières ou des fragments peu volumineux.

Pour les pierres volumineuses et peu résistantes, l'expérience prouve que la tolérance de la vessie, une fois établie, peut se montrer grande et durable.

Si certaines pierres châtonnées peuvent être détruites par la lithotritie, ainsi que je l'ai dit plus haut, il en est d'autres qui sont disposées de manière à se soustraire, sinon en totalité, du moins en partie, à l'action des instruments, et contre lesquels il n'y a de ressource que dans la taille. Des autopsies m'ont démontré ce fait d'une manière évidente.

Une cystite intense et rebelle au traitement antiphlogistique, une fièvre forte et permanente, un ensemble de symptômes qui fait croire qu'il existe une lésion profonde des reins, sont autant de contre-indications de la lithotritie. Un praticien prudent ne l'entreprendra jamais dans de telles conditions ; il attendra, tout en faisant la médecine des symptômes. Si, forcé par la douleur ou l'aggravation des accidents, il a recours à une opération, ce sera à la taille, qui, seule, en pareil cas, peut laisser quelques chances de succès.

Ni l'extrême jeunesse du malade, ni son âge très avancé ne peuvent apporter d'obstacles à la lithotritie. Cette opération est praticable à tous les âges. Je l'ai faite avec un plein succès chez un enfant de moins de deux ans, et chez un vieillard de quatre-vingt-huit ans passés. Toutefois, elle présente des difficultés spéciales dans la première enfance, d'autres dans l'extrême vieillesse ; nous allons les exposer.

J'ai parlé de deux malades que le choléra m'avait enlevés pendant leur traitement par la lithotritie. Nul doute qu'une épidémie de choléra, comme du reste toute autre épidémie grave de nature à atteindre le calculeux confié à vos soins, ne soit, sinon une contre-indication de la lithotritie, du moins un motif légitime d'ajourner cette opération jusqu'à ce que la maladie ait disparu ou au moins qu'elle ait perdu son caractère.

XIII.

DE LA LITHOTRITIE CHEZ LES ENFANTS.

J'ai pratiqué la lithotritie chez beaucoup d'enfants, notamment sur plusieurs garçons qui avaient moins de trois ans. L'un de ceux-ci n'avait que vingt-trois mois quand j'ai commencé à l'opérer. Il portait une grosse pierre ; son traitement a été long ; mais la guérison a été parfaite.

Il en a été de même des autres enfants que j'ai soumis à la lithotritie, et j'y ai soumis tous les jeunes calculeux qui se sont présentés à moi : ils sont tous guéris, à l'exception toutefois d'un petit garçon de Belleville, que son éloignement et le grand nombre des calculs contenus dans sa vessie m'ont engagé, après quelques séances peu productives, à faire entrer à l'hôpital des Enfants, où il a été taillé sous mes yeux et avec un plein succès, par mon honorable et excellent confrère, M. Paul Guersant.

Je l'ai déjà dit ailleurs, presque tous ces enfants étaient pauvres et mal nourris ; presque tous avaient des pierres d'oxalate de chaux, avec addition ou sans addition d'une couche plus ou moins épaisse de phosphate. Je suis toujours parvenu, chez eux, abstraction faite de l'exception qui vient d'être indiquée, à conduire la lithotritie à bonne fin, mais non sans peine, je l'avoue. Outre la nécessité de recourir à des instruments de très petit diamètre pour pénétrer dans des organes si peu développés, et les difficultés des manœuvres opératoires, sans recourir aux moyens anesthésiques, chez des êtres si peu accessibles au raisonnement, le peu de développement de la prostate et l'extensibilité de la partie profonde de l'urètre, exposent à l'engagement dans le canal de fragments trop volumineux pour le parcourir dans toute son étendue. Bien des fois je me suis trouvé dans l'obligation, pour les enlever, d'opérer la lithotritie urétrale. C'est là, comme on le pense bien, une opération peu aisée, à cause surtout de la délicatesse des instruments dont il faut se servir. Je comprends très bien que, dans la pratique des hôpitaux, on donne, en général, la préférence à la taille, quoique cette opération ne soit pas aussi peu dangereuse à cet âge qu'on serait tenté de le croire, à entendre certaines personnes.

Du reste, on est bien dédommagé des peines que l'on se donne pour détruire la pierre chez les enfants par la perspective d'une cure complète et presque toujours sans récidive. Ce résultat tient très probablement, d'une part, à la bonne disposition des organes, et de l'autre, à ce que la pierre, ordinairement d'oxalate de chaux, a été souvent causée par un régime trop végétal, et peut être facilement évitée par une alimentation plus animale.

BIBLIOTHÈQUE IMPÉRIALE IMPR.

XIV.

DE LA LITHOTRITIE CHEZ LES VIEILLARDS.

Chez les vieillards, la lithotritie est, en général, facile, et ses chances de succès, à moins de contre-indication positive, sont incomparablement plus grandes que celles de la taille. Toutefois, la tendance de la vessie à se laisser distendre par l'urine nécessite une attention particulière sur les conditions de cet organe et sur celles de la prostate. Il faut souvent recourir, pour faire sortir les détritus, d'un côté au brise-pierre à cuiller, et de l'autre à des injections répétées, à l'aide d'une seringue à hydrocèle et d'une grosse sonde de gomme élastique. Par l'emploi combiné de ces moyens, on supplée à l'action de la vessie, et l'on parcourt assez fréquemment les différentes périodes du traitement sans observer d'accident grave.

Contrairement à ce que l'on remarque chez les enfants, la récidive de l'affection calculeuse est fréquente chez les vieillards. Cela provient de deux causes, toutes deux inhérentes à l'âge avancé. D'un côté, les urines sont ordinairement chargées d'acide urique et tendent à déposer du sable de cette nature dans les reins, les bassinets, les uretères, la vessie, lequel sable devient principe d'abord de gravier, puis de pierre; de l'autre, le volume de la prostate, la faiblesse de la vessie et la disposition souvent catarrhale de cet organe favorisent singulièrement le séjour et l'accroissement des concrétions calculeuses dans son intérieur. C'est le cas d'employer, comme moyen préservatif de la récidive, les injections d'eau simple ou d'eau rendue plus ou moins détersive, stimulante ou astringente, et de les répéter souvent et longtemps.

XV.

DE LA LITHOTRITIE CHEZ LA FEMME.

Jusqu'à présent, nous avons parlé de la lithotritie comme si elle était pratiquée chez l'homme seul. Il n'en est pas ainsi. La femme, à la vérité, est bien moins souvent que l'homme affectée de la pierre; mais elle l'est quelquefois, et j'ai eu l'occasion de pratiquer la lithotritie chez un certain nombre de personnes du sexe.

Ici, comme chez l'homme, cette opération peut être faite à tous les âges. Je l'ai pratiquée aux deux limites extrêmes de la vie, chez une petite fille de 3 ans, qui m'avait été confiée par mon très regrettable collègue Baron père, et que dans le temps j'ai présentée à l'Académie de médecine, et chez une dame plus qu'octogénaire, affectée d'une très grosse pierre, que j'ai eu le bonheur de guérir sous les yeux du professeur Jules Cloquet, son médecin ordinaire, avec le bon concours de M. le docteur Giroux de Buzareingues, aujourd'hui député au Corps législatif. Il en a été de même de toutes les personnes du sexe que j'ai opérées; elles sont toutes guéries. Aucune d'elles n'a éprouvé d'accident grave; une seule s'est trouvée, dans le cours du traitement, amenée à une débilité qui nous a occupés, M. le docteur Monneret et moi, mais à laquelle mon savant confrère a remédié par divers moyens, et entre autres par le quinquina.

On conçoit que la lithotritie chez la femme doive être plus facile que chez l'homme pour plusieurs raisons : et d'abord à cause du peu de longueur de l'urètre, de sa largeur, de son extensibilité, de l'absence de la prostate, ainsi que de la rareté des maladies de ce canal et de celles de la vessie. Toutefois, la sensibilité plus vive de la femme demande considération, et l'on peut être conduit à recourir aux moyens anesthésiques pour parer à ses inconvénients. C'est ce qui m'est arrivé chez une dame de la société, que mon honorable collègue M. Émery m'a fait opérer lors de la grande vogue du chloroforme. Mais il est résulté de là une nécessité que nous eussions voulu éviter dans une opération aussi simple, celle de nous adjoindre plusieurs confrères : un pour administrer le chloroforme, d'autres pour maintenir les membres, en cas de réveil intempestif.

On comprend aussi que la récidive doive être bien moins à craindre chez la femme que chez l'homme, et qu'il y ait moins de précautions à prendre pour la prévenir. Néanmoins, parmi ces précautions, il peut y en avoir de particulières à la femme. Ainsi, chez une dame que j'ai lithotritiée pour une pierre phosphatique, formée sous l'influence d'un catarrhe de vessie, causé lui-même par une fistule vésico-vaginale, j'ai dû, dans le but d'éviter la récidive, m'attacher à la guérison de la fistule, ce que j'ai obtenu par la cautérisation avec le nitrate d'argent et des soins prolongés.

A part ces quelques différences, la lithotritie chez la femme ressemble en tous points à la lithotritie chez l'homme. Je n'ai rien à ajouter à ce que j'en ai dit.

XVI.

DE LA LITHOTRITIE URÉTRALE.

J'ai dit, en traitant des accidents de la lithotritie vésicale, que des fragments de pierre, trop gros pour sortir naturellement de l'urètre, pouvaient s'engager dans ce canal; que ce fait, très fréquent lorsque la lithotritie était pratiquée avec la pince à trois branches, était devenu assez rare depuis qu'on fait usage du brise-pierre courbe à deux branches. J'ai ajouté, en parlant de la lithotritie chez les enfants, que l'extensibilité de la partie profonde de l'urètre et le peu de développement de la prostate y exposaient dans le premier âge bien plus qu'à un âge plus avancé, et qu'il en résultait quelquefois de grandes difficultés pour conduire l'opération à bon terme. Outre cette circonstance de l'arrêt d'un fragment dans l'urètre, qui, lorsqu'il se prolonge, peut nécessiter une division mécanique, il en est une autre qui met le praticien dans l'obligation d'y recourir assez souvent, c'est celle d'un gros gravier ou d'un petit calcul engagé dans l'urètre, et s'y étant arrêté de manière à gêner plus ou moins le cours de l'urine, ou même à l'intercepter tout à fait.

Or, il y a à cet égard une différence, pour les effets, entre les fragments de pierres arrêtés dans l'urètre et les graviers ou les calculs qui sont dans la même position. Les premiers peuvent gêner plus ou moins le cours de l'urine, mais ils ne l'interrompent presque jamais, sans doute à cause de l'irrégularité de leur surface; tandis que les graviers et les calculs, en raison de leur forme arrondie, l'obstruent quelquefois au point de ne pas laisser sortir une goutte d'urine. Aussi, pour les fragments de pierres, je n'ai guère recours à l'extraction mécanique ou à la lithotritie urétrale que dans le cas où, me présentant pour une nouvelle séance de lithotritie vésicale, j'éprouve un obstacle à l'introduction des instruments jusque dans le réservoir, tandis que, pour les graviers et les calculs, j'ai presque toujours procédé à l'extraction immédiate, avec ou sans division préliminaire.

Une circonstance où il conviendrait de ne pas trop différer l'extraction d'un fragment arrêté dans l'urètre, c'est celle où ce fragment irriterait vivement, par sa présence, la portion prostatique du canal et les orifices des conduits éjaculateurs, et provoquerait par suite l'engorgement inflammatoire d'un testicule.

Qu'il s'agisse d'un gravier, d'un petit calcul ou d'un fragment de pierre, je procède à la lithotritie urétrale avec le même instrument et de la même manière. L'instrument est celui-là même que j'ai décrit à l'occasion de la lithotritie vésicale, avec cette différence que les branches sont plus déliées, et que le bec, d'ailleurs sans dents, est beaucoup plus court, ainsi qu'on peut le remarquer sur la gravure ci-jointe. Deux exemplaires de cet instrument m'ont suffi jusqu'à présent pour tous les cas qui se sont offerts à moi : l'un a un bec de 9 millimètres de long, l'autre en a un de 5 millimètres. Le premier me sert pour les adultes ; le second, pour les enfants et pour les cas de gravier arrêté derrière un rétrécissement.

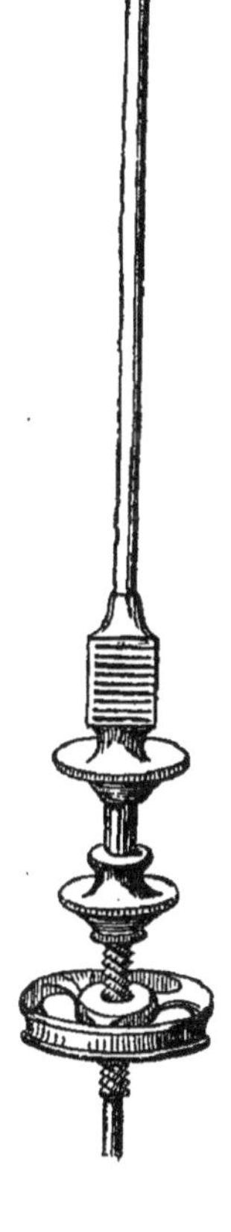

Pour la lithotritie urétrale, il n'y a pas généralement de préparation à faire subir au malade. Toutefois, si, contre l'ordinaire, on n'était pas requis d'urgence, il serait bien de faire prendre d'abord un bain prolongé et une boisson abondante. On favoriserait par là la sécrétion de l'urine et l'impulsion de dedans en dehors que ce liquide peut et doit donner au produit du broiement.

Voici comment, avec ou sans préparation, je procède à la lithotritie urétrale : je place le malade dans la position appropriée à la lithotritie vésicale, ou bien, et c'est le plus souvent, je me contente de le faire asseoir sur le bord de son lit ou sur un fauteuil. J'introduis le brise-pierre dans l'urètre ; je le pousse de la main droite jusque sur le corps étranger, en ayant le soin, quand celui-ci est dans la portion spongieuse, de le maintenir en place, à l'aide du pouce et de l'index de la main gauche ; je manœuvre de façon à passer le bec de l'instrument au delà ; puis, je fais glisser la branche mâle sur la branche femelle, de manière à ce que son mors se trouve en deçà du corps à détruire ; après quoi, rapprochant les deux mors, je saisis celui-ci et le brise soit par la simple pression, soit par la pression et la percussion combinées, selon le degré de résistance, et je rapporte avec l'instrument une partie des détritus hors de l'urètre.

Assez souvent il n'en faut pas davantage pour désobstruer le canal ; parfois le malade, en urinant, vient en aide à l'opérateur. D'autres fois, une injection, poussée dans la vessie avec une très petite sonde de gomme élastique, contribue à provoquer une action énergique de la part de cet organe, et à donner une grande puissance éliminatrice au jet du liquide.

En cas d'insuffisance de ce moyen, ou même quelquefois avant d'y recourir, j'introduis de nouveau le brise-pierre, et je procède encore au broiement; je le répète un certain nombre de fois, si le corps est volumineux, et je réserve les moyens accessoires dont il s'agit pour compléter l'extraction des détritus.

On comprend que pour ces détritus, comme pour les graviers et les fragments assez petits pour sortir sans être divisés, on puisse, surtout à la portion spongieuse de l'urètre, se servir avec avantage d'une simple curette d'acier, de dimensions appropriées au calibre de ce canal.

Un grand bain et une boisson abondante peuvent contribuer, comme on le pense bien, au parfait dégagement du canal. Ces mêmes moyens et un régime sévère, voilà ce qu'il convient d'employer pour combattre l'irritation produite par les manœuvres opératoires, et pour prévenir la réaction qui peut suivre. J'ai observé deux ou trois fois un accès de fièvre à la suite de la lithotritie urétrale; mais je n'ai jamais vu cette opération donner lieu à aucun accident grave.

Comme, d'un autre côté, la lithotritie urétrale, a été pour moi toujours possible, quoique parfois assez difficile chez les enfants, je ne pense pas qu'il y ait jamais à balancer entre elle et la boutonnière ; je crois qu'il faut tenter la première en toute circonstance. Rarement il m'a fallu plus d'une séance pour obtenir la destruction complète du corps étranger ; une fois j'ai dû faire quatre séances successives pour briser une pierre de 15 à 16 lignes de diamètre chez un jeune Américain ; mais j'ai réussi : j'ai obtenu la guérison dans ce cas comme dans tous les autres.

Je termine ici ce petit travail.

Puisse-t-il contribuer à faire bien connaître la lithotritie, à la faire mieux apprécier, à la populariser promptement et partout ! J'aurai atteint le but que je me suis proposé. Je ne doute point, au reste, que cette belle opération, dont le domaine s'étend sans cesse, ne soit un jour applicable avec succès à presque tous les calculs de la vessie et de l'urètre. Que faut-il, en effet, pour cela ? Ne pas laisser grossir ces calculs, ne pas leur donner le temps de produire des complications graves ; c'est-à-dire explorer les malades au premier indice de la pierre, les traiter à la première preuve de son existence. C'est ce que certainement les hommes de l'art instruits et consciencieux ne manqueront pas de faire à l'avenir.

TABLE DES MATIÈRES.

Pages.

PARIS. — IMPRIMERIE FÉLIX MALTESTE ET Cᵉ,
rue des Deux-Portes-St-Sauveur, 22.

BIBLIOTHÈQUE IMPÉRIALE IMPR.

www.ingramcontent.com/pod-product-compliance
Lightning Source LLC
LaVergne TN
LVHW020342230826
846091LV00003B/953

* 9 7 8 2 0 1 9 6 4 0 9 9 6 *